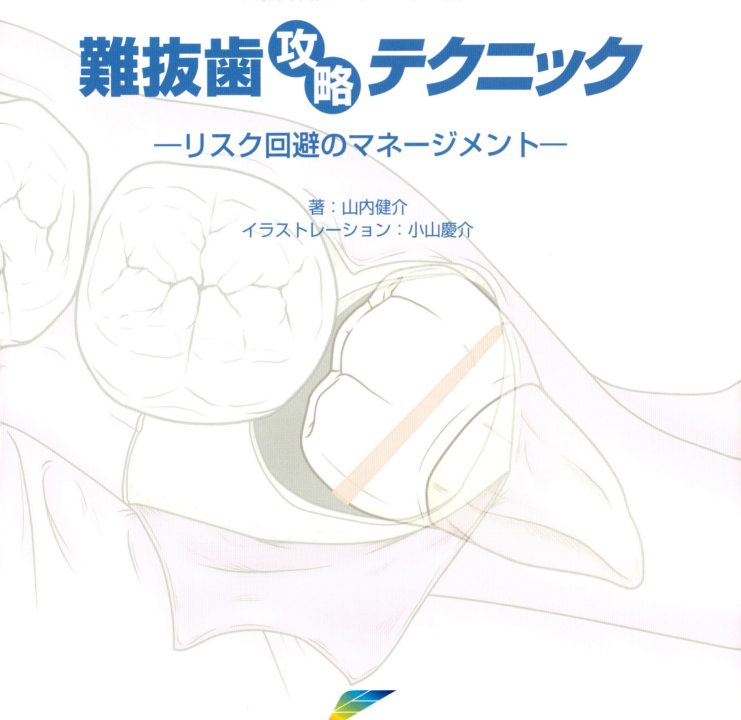

口腔外科医がイラストで語る

難抜歯攻略テクニック

―リスク回避のマネージメント―

著：山内健介
イラストレーション：小山慶介

INTER ACTION

序

　歯を抜くのは難しい。

　長年臨床に携わる口腔外科医にとっても、すべての症例で意図した通りにスムーズに抜けることはないといってもよいだろう。それは必ずしも深部水平埋伏智歯とは限らない。簡単に抜けそうに見えた大臼歯であったり、時には単根の前歯であったり。患者年齢、骨質、歯質、歯の傾斜、歯根の数…。困難な状況に陥った時の対応は、それぞれのドクターによって異なるかもしれないが、経験のあるドクターほど、その対応と切り替える判断が早いといえる。

　研修医や若手ドクターの抜歯介助をすると、先入観や恐怖心から自ら困難な状況を作り出していることによく遭遇する。そのような状況下での説明時には、言葉で幾ら説明するよりも、模式図を示して具体的なポイントを示す方が効果的である。抜歯に限らず、口腔外科手術全般として、術前にイメージできない手術は実際には完遂できず、いかに入念に手術計画を頭で描けるか、そして上手くいかない時の状況を想像でき、対応を検討できるかが重要である。

　コンピューター技術が発展した現代や近い将来でも、抜歯というアナログな手術はしばらく続くことが予想される。術前のイメージングには、その解剖学的要素やエックス線画像が、そして術式については教科書がスタンダードである。また、抜歯に限らず多くの良い手術書、特に海外のものには解りやすいイラストが用いられている。本書は、手術写真を一つも用いずに、想定しうる症例に対する抜歯戦略について解説している。おそらくそのイラストのリアリティーに関心する読者も多いと思うが、イラストを担当する小山先生が口腔外科医であるため、その勘所が上手く表現できているのが本書の特徴である。

　"イラストの力"を信じ、本書が一人でも多くの臨床歯科医の日常臨床に貢献できることを願う所存である。

令和元年7月

著者　山内　健介

謝辞

　本書を発刊するにあたり、これまでご指導ご鞭撻を頂いた東北大学顎顔面・口腔外科学分野の髙橋 哲 教授、オランダ・マーストリヒト大学頭蓋顎顔面口腔外科学分野 Peter Kessler 教授、これまで一緒に診療を行ってきたすべての同僚の先生方、また、出版に際してご尽力を頂いたインターアクション（株）の畑 めぐみ 氏に感謝申し上げます。

目次

Contents

口腔外科医がイラストで語る

難抜歯
攻略テクニック

ーリスク回避のマネジメントー

Chapter 1 ◆「歯が抜けない」状況を招く４つの原因

抜歯の難易度には多くの要素が絡む……………………8

Chapter 2 ◆ 抜歯で使用する器具の原理と切開と縫合

1. 普通抜歯を基にした器具の使用法 …………… 12
   - 1 ヘーベルを効果的に使うには ……………… 12
   - 2 鉗子を効果的に使うには ………………… 14
2. 切開と縫合　「切って、縫う」は外科の基本である ……………… 18
   - 1 切る ……………………………… 18
   - 2 縫う ……………………………… 20

Chapter 3 ◆ 抜歯の基本と難抜歯

1. 抜歯の基本操作 ………………… 26
2. 難抜歯：残根の場合 ………………… 30
3. 難抜歯：根癒着の場合 …………………… 34
4. 難抜歯：根弯曲の場合…………………… 40
5. 難抜歯：多根歯の残根の場合 …………… 43

Chapter 4 ◆ 上顎智歯の抜歯

1. 上顎智歯抜歯：残根、半埋伏の場合 ………………… 48
2. 上顎智歯抜歯：完全埋伏の場合 ……………… 52
3. 抜歯後の確認事項 ……………… 57
   - 1 抜歯後のポイント ……………… 57

Chapter 5 ◆ 下顎埋伏智歯の抜歯

1. 下顎水平埋伏智歯の基本術式と勘どころ ……………… 60
   - 1 各ステップを確実にこなすことの重要性…………… 60
2. 歯冠歯根分割のマネージメントの重要性 ……………… 68
   - 1 歯冠歯根分割を安全に行うための重要事項と分割テクニック…… 68
   - 2 分割ラインを適正に定めるための注意点と分割テクニック …… 74
   - 3 遠心傾斜の歯根分割のテクニック ……………… 77
   - 4 近心傾斜の歯冠歯根分割と抜歯テクニック…………… 78
3. 水平埋伏智歯の歯根形態による難易度の差 …………… 80
   - 1 根尖形態に応じた歯冠歯根分割と抜歯テクニック ………… 80
4. 歯胚抜歯 ……………… 83
   - 1 根未完成歯特有の分割と抜歯テクニック………… 83

Chapter 6 ◆ 高齢者・有病者の抜歯

1. 高齢者・有病者の特徴 ……………… 90
   - 1 加齢や全身疾患による影響を考慮する ……………… 90
2. 抗凝固療法患者への抜歯 ……………… 91
   - 1 術中・術後に早期に止血処置を ……………… 91
   - 2 止血処置を伴う抜歯テクニック ……………… 92
   - 3 術後出血への配慮事項……………… 95
3. BMA 患者への抜歯 ……………… 98
   - 1 抜歯は顎骨壊死を発症させる危険性大 ……………… 98
   - 2 BMA 服用患者への抜歯テクニック……………… 99

略歴
Brief History

Profile

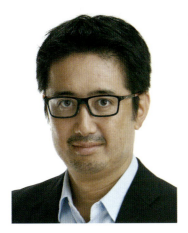

山内健介 (やまうちけんすけ)

歯学博士、(公社)日本口腔外科学会専門医・指導医、
(公社)日本口腔インプラント学会専門医・指導医、
日本がん治療認定医機構認定医（歯科口腔外科）、歯科医師臨床研修指導歯科医

2001年	東北大学歯学部　卒業
2001年	九州歯科大学口腔外科学第二講座
2001年	香川県立中央病院歯科口腔外科嘱託医
2003年	九州歯科大学口腔外科学第二講座　助手
2011年	オランダ・マーストリヒト大学頭蓋顎顔面口腔外科講座　留学（〜2012年）
2012年	東北大学大学院歯学研究科　顎顔面・口腔外科学分野　助教
2013年	東北大学大学院歯学研究科　顎顔面・口腔外科学分野　講師
	東北大学病院　歯科インプラントセンター　副センター長　（兼任）
2017年	東北大学大学院歯学研究科　顎顔面・口腔外科学分野　准教授

Profile

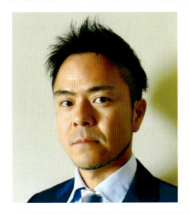

小山慶介 (こやまけいすけ)

日本口腔外科学会認定医

2004年	日本大学歯学部卒業
2004年	慶応義塾大学医学部歯科・口腔外科学教室
2007年	NHO霞ヶ浦医療センター歯科口腔外科
2010年	慶応義塾大学医学部歯科・口腔外科学教室
2010年	ドイツ・レーゲンスブルク大学頭蓋顎顔面外科学講座
2012年	NHO霞ヶ浦医療センター歯科口腔外科
2016年	オランダ・マーストリヒト大学頭蓋顎顔面口腔外科講座留学中

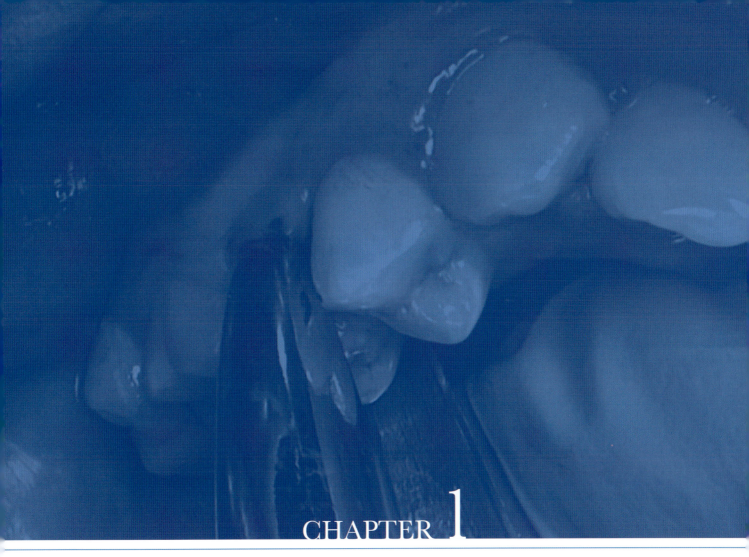

CHAPTER 1
「歯が抜けない」状況を招く4つの原因

抜歯の難易度には多くの要素が絡む

抜歯とは「歯を抜く」と書くため、最初は歯を引っ張って抜くとイメージしていた方も多いと思われる。しかしながら、歯は引っ張っても抜くことができず、大きく揺らして歯槽骨から歯を脱臼させることが"抜く"ということである。同じ方法で簡単に抜ける時もあれば、なかなか抜けない時もある。一言で「抜歯」と言ってもその難易度には多くの要素が絡んでおり、安定した抜歯手技を習得するには経験と術前・術中判断が重要となってくる。

「歯が抜けない」時には、様々な原因が存在している。

原因1　見えない

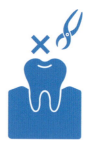
原因2　器具が届かない

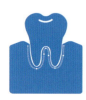
原因3　動かない

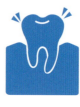
原因4　動くが出てこない

「見えない」への対策

👉 血液を除去、光を入れる

歯を抜く際、抜歯する歯の歯質や破折して残った根が「見えない」ことがよくある。「見えない」ことへの基本的な対応は、しっかり吸引して血液を除去し、光を入れることである。そのためには、普通のバキュームよりも先端が細い外科用の吸引管を用意し、さらにライトをあてる。術者の頭がユニットのライトを遮るようであれば、ヘッドライトを装着する必要がある。

👉 邪魔な周囲軟組織はフラップで挙上する

それ以外の「見えない」状況は、周囲軟組織が邪魔をしている場合である。不良肉芽であれば除去し、歯肉の被覆であれば躊躇なく切開を加え、フラップを挙上する。歯肉弁を形成して骨と歯質を明示して抜歯をした方が、結果的に愛護的な抜歯になることもよくある。逆に、見えない環境での器具の操作は、周囲組織の損傷に繋がるため避けるべきである。

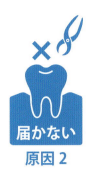

「器具が届かない」への対策
☞ 探針や柄の長い剥離子を用いる

　器具が届かない状況は、特に根尖部の破折で起こる。弯曲根の根尖が残遺した場合は、その根尖の歯質と骨の隙間、すなわち歯根膜に器具を入れなくてはならない。この場合はルートチップが必要になるが、その間隙にうまく入らない、届かない場合は、探針や柄の長い剥離子などを用いるなどの工夫が必要である。また、反対側からアプローチすると容易に取れることもあるが、届かないものに無理に力を加えてしまうと、予期せぬ迷入などの更なる困難を招くため、専門機関への紹介なども含めて他の方法を検討すべきである。

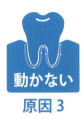

「動かない」ことへの対策
☞ 問診やエックス線画像による術前評価が大事

　抜こうとしている歯が動かないことの原因として、癒着が考えられる。特に高齢者の場合、歯根膜腔が狭小化して歯質と骨の境界がわからないこともある。また、過去に歯の移植の既往がある歯は癒着していることがあり、思わぬ難抜歯になることもある。よって、患者背景、既往歴の聴取といった術前評価が重要である。

　それ以外には、歯根の数が予想より多いこと、歯根の形態が複雑なことも原因として挙げられる。術前のエックス線画像で、歯根が明瞭に見えているかも術前診断として忘れないようにしたいものである。

　癒着への対応は、歯根膜相当部の骨をフィッシャーバーなどで削合してヘーベルが入る隙間を作って脱臼させることだが、ヘーベルを入れる反対側の骨もしっかりと削合しておく必要がある。歯根分割を多用しすぎるよりは、周囲骨を削除して、歯を一塊として抜去することを選択した方がよい場合が多い（第3章を参照）。

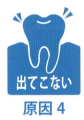

「動くが出てこない」ことへの対策
☞ 歯根分割が第一選択肢

　脱臼して歯は動くものの、抜去できないことは誰しも経験することである。原因としては根肥大、歯根の弯曲、骨削の不足、複数根での歯根の開きなど、歯根形態に影響を受けることが多々ある。無理に力を加えると、歯根破折が生じて、根尖が抜歯窩深部に残ることがある。根肥大のものは、いくら力をかけても抜け出てこずに鉗子で掴んだ部分の歯質が崩壊することもある。また、これらの操作を繰り返すことは、患者の顎や首の負担にもなる。周囲骨を削ることも一つの方策だが、干渉部位を選択的に削ることは難しい。この場合は、歯根分割が第一選択となる。抜去する歯を小さくして抜く方が、抜歯窩の侵襲も最小限ですむが、分割した歯質や歯片の残遺に注意する必要がある。

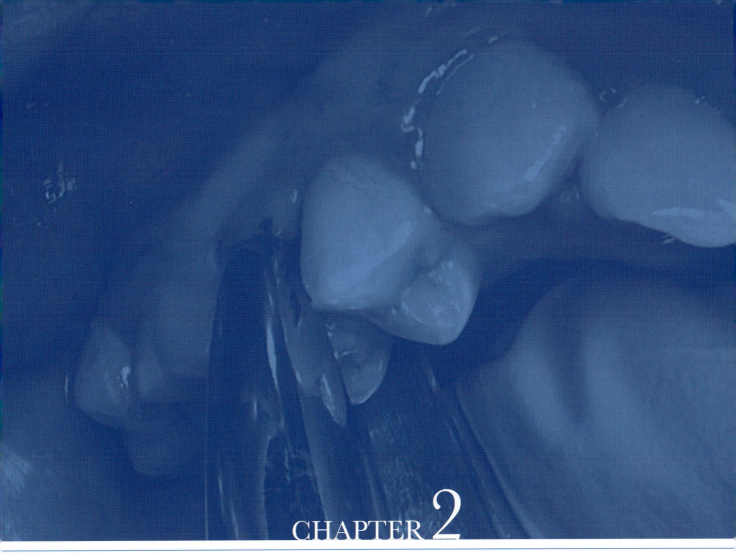

CHAPTER 2

抜歯で使用する器具の原理と切開と縫合

1．普通抜歯を基にした器具の使用法

1 ヘーベルを効果的に使うには

 ヘーベルの力が効果的に歯に伝わっているかを感知して操作する

ヘーベルは、歯根膜腔に挿入して、歯を脱臼させる器具であり、#1~5の大きさと曲と、直の形態の違いがある。抜歯する歯の大きさや部位によって適切なものを選ぶが、通常の場合は#3または#4が一般的であり、力を加えたい向きや方向をコントロールしやすいのは直の形態である（**図2-1～4**）。

運動の方向としては、回転、傾斜が主であり、原則としてテコの原理は用いない。ヘーベルは先端が鋭利であり、乱暴な操作は歯肉縁や歯槽骨を損傷する道具にもなるため、頻回に回転させたり、強い力で押しつけることは避けるべきである。ヘーベルが滑って、頰・舌・口蓋・咽頭粘膜を損傷することがあるため、ヘーベルを挿入する際には、反対側の指をヘーベルの先にある粘膜にあて、他の指をその歯の舌側にあててヘーベルの力が効果的に歯に伝わっているかを感知して操作することが望ましい（**図2-A**）。

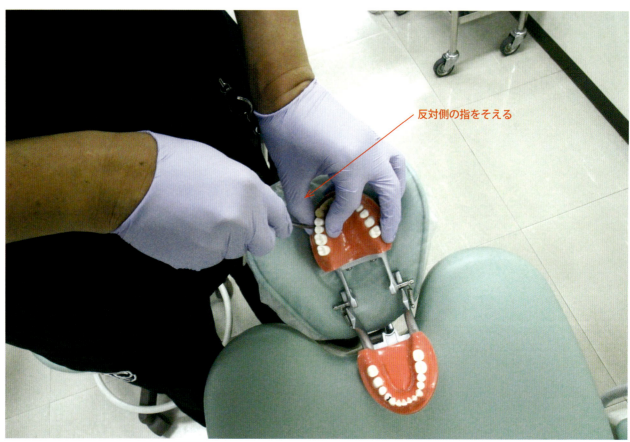

ヘーベルをかける際には、反対側の指をそえる。頰側の指はヘーベルが滑った時の安全目的に、舌（口蓋）側の指にはヘーベルの力が歯に伝わっているかを感じるセンサーとしての役目を与える。

図2-A

ヘーベルの効果的な用い方

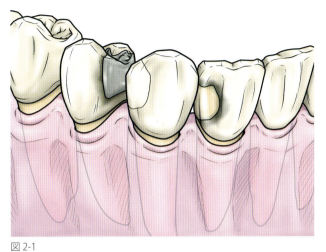
図 2-1

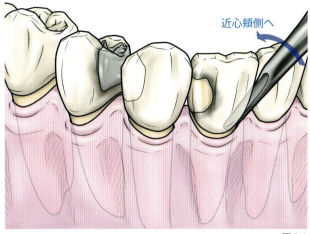
図 2-2

普通抜歯の原則は近心頬側にヘーベルを挿入して、脱臼操作を行う。

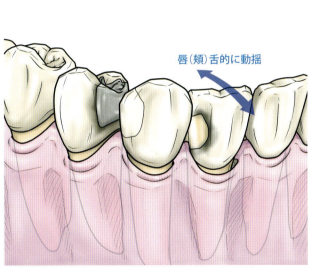
図 2-3

唇(頬)舌的な動揺がしっかり得られているかを確認する。

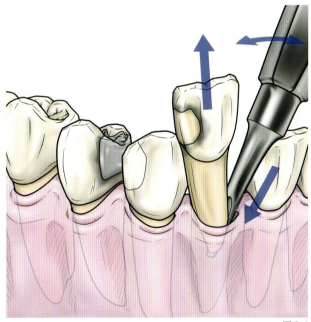
図 2-4

単根の場合、動揺が確認できれば、徐々にヘーベルを深部に入れていくことで歯は上方へと脱臼し、抜去できる。

2 鉗子を効果的に使うには ある程度大きなスイングでゆっくりと力をかける

　鉗子は歯頸部にあて、歯を全体的に頬舌側に揺さぶることで脱臼する器具である（**図2-5～7**）。持ち方としては順手、逆手があるが、基本的には力を入れられる向きで持つが、腋があかないような腕の位置になる持ち方が望ましい（**図2-B**）。把持した後は、十分な握力で握り、歯と抜歯鉗子が一塊となるようなイメージが必要である。

　下顎小臼歯のような単根かつ円錐の根形態の歯には、頬舌的な運動ではなく、歯の長軸を軸にした回転運動が効果的である（**図2-8~10**）。歯を把持した後の鉗子の動かし方としては、小刻みに何回も動かすのではなく、ある程度大きなスイングでゆっくりと力をかけることが望ましい。特に上顎の鉗子抜歯では歯槽骨を広げながら抜くような意識であり、ゆっくり大きな力で操作した方がよい。下顎の場合は皮質骨が多いために上顎ほど軟らかくはなく、大きくゆっくりした動きでも歯槽骨が広がるような感触はあまり得られない。そして、下顎骨は動くことから、鉗子による操作が顎関節を含めて顎の負担を増幅させることがあるため注意が必要である。

鉗子の持ち手による違い

順手の場合：力をかけるには不安定

図2-Bは順手で持った時だが、腋が空いてしまい、力をかける上では不安定になる。

脇が空く

図2-B

逆手の場合：力をかけやすい

図2-Cは逆手で持った時であり、腋が閉まり、頬舌側に鉗子を動かすには力をかけやすい。

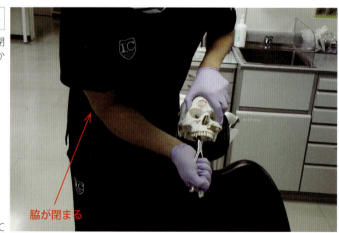

脇が閉まる

図2-C

鉗子の効果的な用い方：下顎臼歯の場合

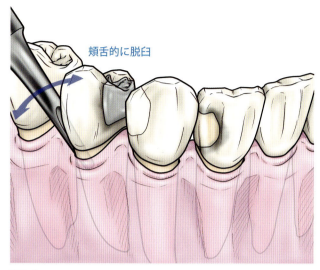

図 2-5

ヘーベルでの脱臼操作を行う。

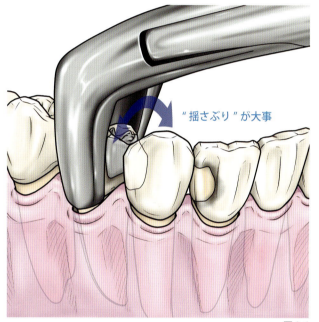

図 2-6

その後、鉗子を用いて"揺さぶり"の操作で脱臼を行う。

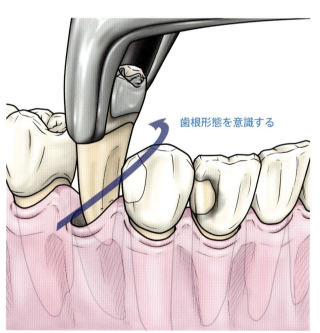

図 2-7

脱臼操作が完了したら、歯根形態を意識して抜去していく。

下顎小臼歯：単根かつ円錐形の歯根の場合には ....

下顎小臼歯の場合、歯根形態は円錐形の単根であるため、この部位だけは回転操作で脱臼・抜去できる。

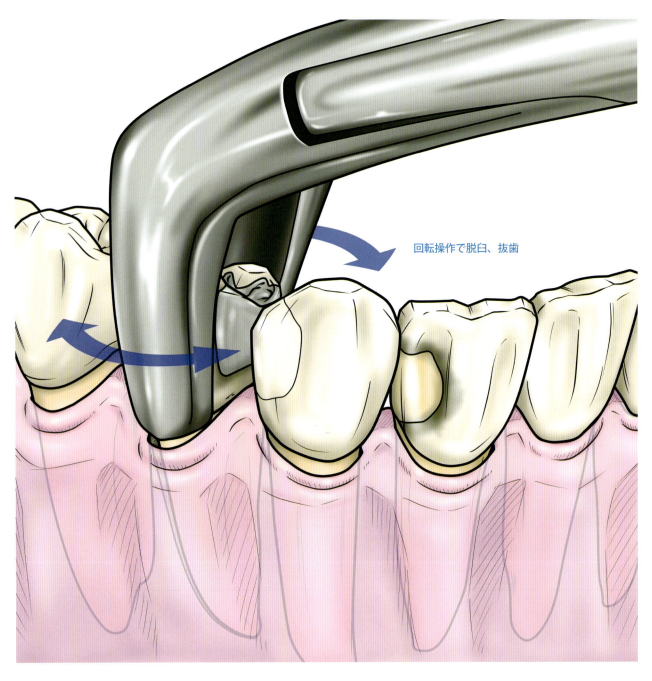

回転操作で脱臼、抜歯

図 2-8

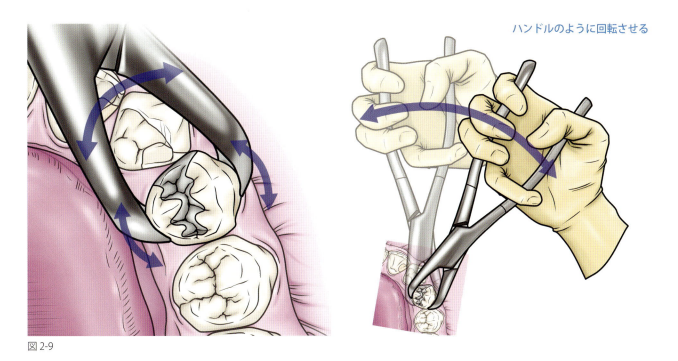

図 2-9

鉗子で強く把持し、歯の歯軸を回転中心としてハンドルのように回転させると脱臼・抜去が容易となる。

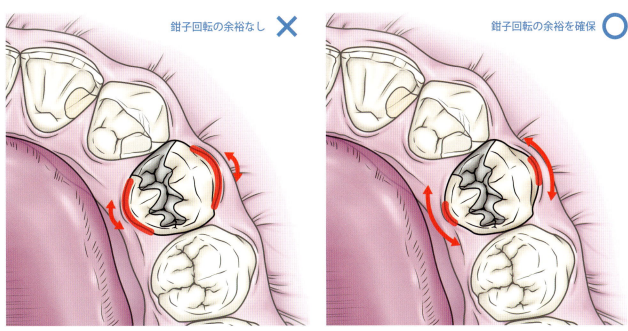

図 2-10

回転操作の場合、通常の小臼歯鉗子（左）では回転する余裕がないため、残根鉗子（右）を用いることで回転する余裕を得ることが重要である。これは、捻転歯や傾斜歯の抜歯でも同様である。

2. 切開と縫合　「切って、縫う」は外科の基本である。

1 切る　　いかにきれいに「切る」かが勝負

　「傷のきれいさ」は、「縫合のうまさ」によると思っている術者もいるが、実は切ることがすべての前提であることを意識している若手臨床医は少ない。汚い傷をいくらきれいに縫ったとしても、きれいな傷にはならない。切り口が鮮やかな傷を元の位置に戻すことが一番良い方法である限り、傷を目立たせないためには切開が重要である。

　抜歯に関わる切開で「良い切開」とは、切開部位が付着歯肉であることが多いため、骨膜までの全層切開を一回の切開ですべてを行うことである。「悪い切開」とは、切開部に何度もメスを入れたり、適切な深さまで切れていないもの、また、押し切りのように何度もノコギリのように上下に動かして切ることである（**図2-11～13**）。

　さらにメスの角度も重要で、粘膜から骨面に対して直角に入れることが望ましく、角度がついた切開は、縫合時に粘膜のズレを生じたり、鋭角に切られた粘膜断端では血流障害が生じて壊死することがある（**図2-14、15**）。これらの原則を念頭にした切開を行うことが、良い縫合から導かれる良好な創傷治癒が図られ、結果としてきれいな傷となる。

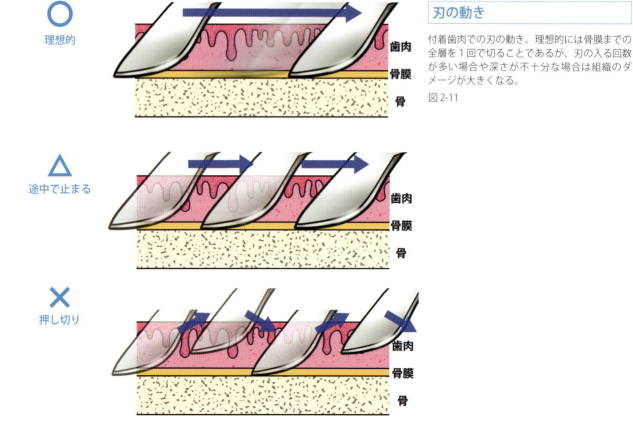

良い切開・悪い切開

○ 理想的
△ 途中で止まる
× 押し切り

刃の動き

付着歯肉での刃の動き。理想的には骨膜までの全層を1回で切ることであるが、刃の入る回数が多い場合や深さが不十分な場合は組織のダメージが大きくなる。

図2-11

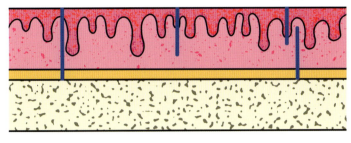

切開の深さ、回数

切開部の断面図。深さが浅ければ剥離の際に挫滅し、切開の回数が多ければ、切開部の断端組織に血流障害が起こり、壊死を招く。

図 2-12

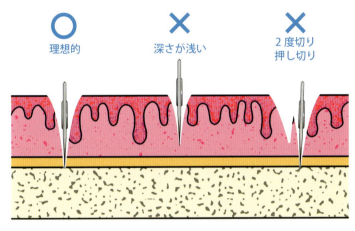

2度切りや押し切りでは、粘膜の断面が不均一であり、組織内で血流の悪い箇所が生まれやすく、これらは壊死を引き起こすことになる。

図 2-13

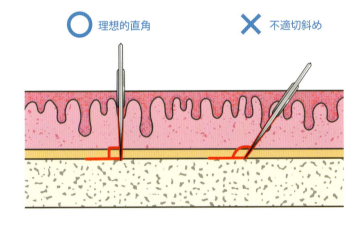

刃の角度

刃の角度。骨面に対して直角が理想的であり、刃が傾けば傾くほど、歯肉縁の一部には血流障害による壊死が生じる。

図 2-14

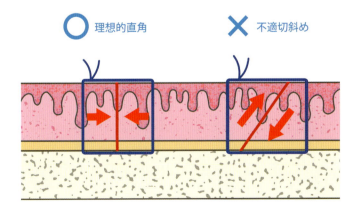

刃の角度が直角であれば、縫合で結紮しても創面は向かいあうが、刃が傾けば傾くほど結紮で締めた際にズレが生じやすくなる。

図 2-15

2．切開と縫合　「切って、縫う」は外科の基本である。

2 縫う　刺入から結紮までのコツ

縫うという手技には、運針と結紮の二つがある。

運針は針を粘膜に対して直角に入れ、相手側の粘膜にも同じ深さで刺入して、直角で粘膜から出すという操作である（**図2-16〜19**）。抜歯では歯間乳頭部や歯槽頂部の縫合が多いため、運針に困難を要することはあまりない。

①針を入れる操作

針を入れる操作は、持針器の長軸と切開線が平行の関係であれば、運針は容易である（**図2-20**）。ただし、切開線と持針器の長軸が平行関係にならない時は、針を持つ角度を修正すれば運針は容易になることがある。抜歯で運針が難しい状況とすれば、下顎埋伏智歯抜歯で行う縦切開部の縫合であり、口腔外科の研修医が最初に難しさを感じることの一つである（CHAPTER 5・下顎水平埋伏智歯抜歯を参照）。

②結紮

結紮には、手で行う方法と持針器を用いた方法の2つがある。慣れた方法でよいと思うが、共通して言えることは、緩まず、適切な力で結紮することが重要である。緩みたくない一心で力強く縛ると、傷は閉じたものの、締めすぎによる血流障害が生じ、結果として壊死➡創哆開を引き起こすことになる。傷が開くという原因には、このような不適切な結紮も含まれている。

緩まない縫合をするには、結紮の第一結紮と第二結紮の間の操作で、糸を緩めたまま行う（**図2-21**）。逆説的に感じるかもしれないが、第一結紮と第二結紮との間で糸を引っ張ると第一結紮が緩むことになるため、第二結紮の操作を行う際に糸を引っ張らないように注意しなくてはならない（**図2-22**）。これは、手でも持針器でも動きがぎこちない場合は無意識に糸を引っ張っていることが多く、縫合時の緩みの原因となっている。特に口腔内の縫合は、口という限られた間口の中を縫うため、この手元の操作がスムーズでなければならない。

そのための良い練習としては、紙コップに割り箸を刺し、その割り箸に糸をかけて紙コップの中で結紮を行う方法が効果的である（**図2-23**）。

運針の基本①：粘膜に直角に入れ、直角で出す

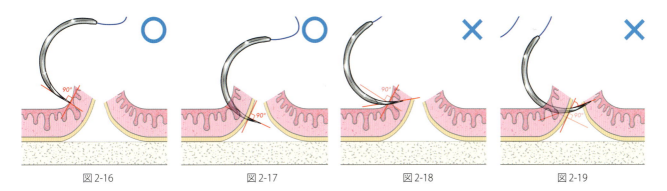

図 2-16　　　　図 2-17　　　　図 2-18　　　　図 2-19

運針の基本②：傷（創）の方向性と持針器・針の角度の関係

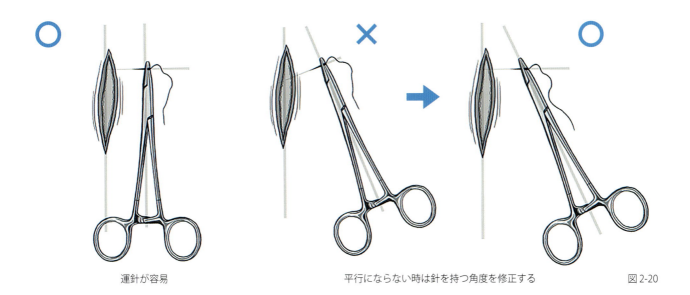

運針が容易　　　　平行にならない時は針を持つ角度を修正する　　　　図 2-20

結紮の基本②：

緩まない縫合 ◯

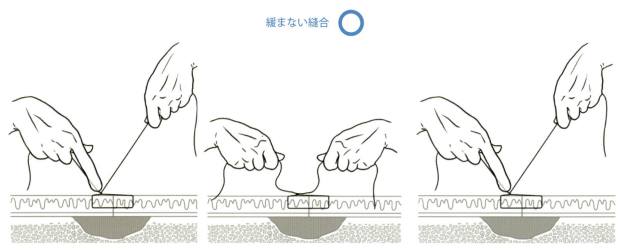

第一結紮と第二結紮の間に糸に緊張を与えずに第二結紮を行う

図 2-21

緩む縫合 ✕

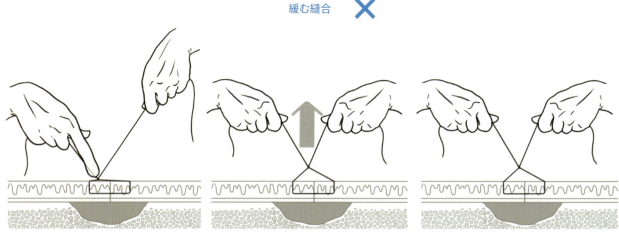

第一結紮と第二結紮の間に上方へ引っ張ると"緩み"が生じる

図 2-22

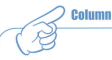

Column

口腔内を想定した結紮練習法

　割り箸の位置を深く、紙コップをそのまま置いて練習することが最も難しいが、最初は割り箸の位置を浅めにして、紙コップの底にテープなどで固定して行うと練習はやりやすい（**図2-23、24**）。また、糸を締める際に、うまく締まらない、または締めていくと糸が切れる、ということに遭遇する。これは、結紮時の糸を引く向きが不適切な時に起こることであり、普段行っている手の動きが正しいかどうかについては、太いヒモやロープで確認してみることも重要である（**図2-25、26**）。

用意するもの：紙コップ、割り箸、糸（たこ糸でもよい）　難易度の調整：紙コップの固定具合、割り箸の高さ

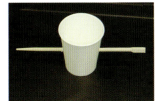 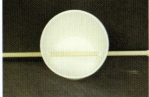 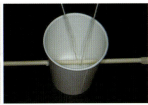 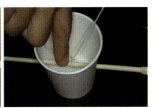

図2-23　　　　　　　　　　　　　　　　　　　　　　　図2-24

注意点：結紮を行う時は、人差し指で糸どうしが水平（180°）になるように締める。結紮と結紮の間に、コップが大きく動かないように糸を操作する。

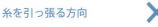
糸を引っ張る方向

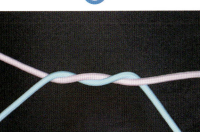 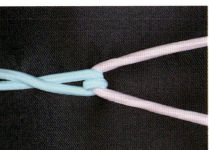

左が正しい方向だが、右のような関係であれば糸は切れる。

図2-25

 外科結びの結紮

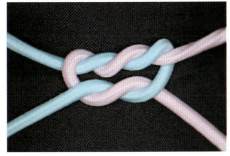 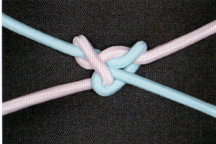

左のような状態が正しいが、糸の持ち方と引き方が間違えれば右のようになる。間違った結紮は縫合の緩みや糸の断裂の原因となる。

図2-26

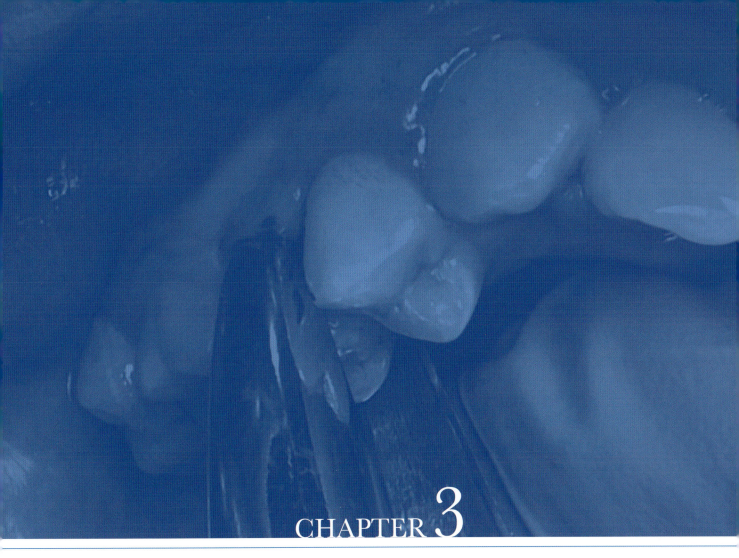

CHAPTER 3

抜歯の基本と難抜歯

1. 抜歯の基本操作

抜歯は歯根膜腔にヘーベルを挿入して脱臼、鉗子で抜去という基本操作が既に多くの教科書や手術書で述べられている。その基本操作で行うことが前提であるが、歯の状態、周囲骨との関係によって症例ごとに対応を迫られるのが現実である。

基本 1

「ヘーベルは近心頬側隅角に入れる」は本当か？

☞ **効果的に力をかけられる箇所にヘーベルを入れる**

ほぼすべての歯科医師は、「ヘーベルは近心頬側隅角に入れること」を基本と考えている。これは様々な教科書や先輩歯科医師からの教えてとして学んできたことであり、歯冠部分が残っているような歯では基本的な操作として生きている。しかしながら、残根状態になった歯や近心側の歯質が崩壊したような歯ではヘーベルを入れたくても、なかなか入らないことも多い。

☞ **ヘーベルが届くようであれば、どこから挿入してもよい**

近心頬側隅角に挿入する理由は、単にその部分が最もアプローチしやすいだけであり、それに固執することはない。例えば、近心側が重度う蝕で崩壊している場合は、歯質が残る遠心頬側隅角に入れてもよいし、ヘーベルが届くのであれば舌側や口蓋側から挿入してもよい。あくまでもヘーベルの役割は脱臼であり、効果的に力がかけられる箇所に入れることが重要である。

基本 2

☞ **ヘーベルを入れたい部位の歯質を残しつつ、反対側の歯質（骨）を落とす**

ヘーベルを挿入する目的は、歯根膜腔に挿入し、骨と歯の間に"くさび"を入れることである。すなわち、ヘーベルを入れ、垂直的な動きをすることにより、歯や骨に横向きの力が加わり、歯が脱臼するのである。そのヘーベルが効果を発揮するためには、しっかりとした歯と骨が存在しない限り力は働かない。そして、横向きの力に抵抗するような歯や骨が多ければ多いほど、歯は脱臼しにくいことになる（**図 3-1 ～ 4**）。

普通抜歯の予定が難抜歯となる原因の一つとして、ヘーベルを入れる部位の歯質が破折・崩壊して、ヘーベルがかからなくなることであり、ヘーベルを入れたい部位の反対側の歯質が多く残っている場合は特に難しくなる。逆を言えば、ヘーベルを入れたい部位の歯質が十分にあり、その反対側の歯質が欠損していたり、垂直的な骨吸収を起こしているような症例では容易に脱臼操作を行える（**図 3-5、6**）。

分割抜歯の鉄則は、ヘーベルを入れたい部位の歯質を残しつつ、反対側の歯質を落とすことにある。このことを基本として考えれば、すべての抜歯操作が戦略的になり、難渋する機会も減ることは確実である。

ヘーベル挿入前の歯肉の処理を怠らない

歯肉が被覆している残根

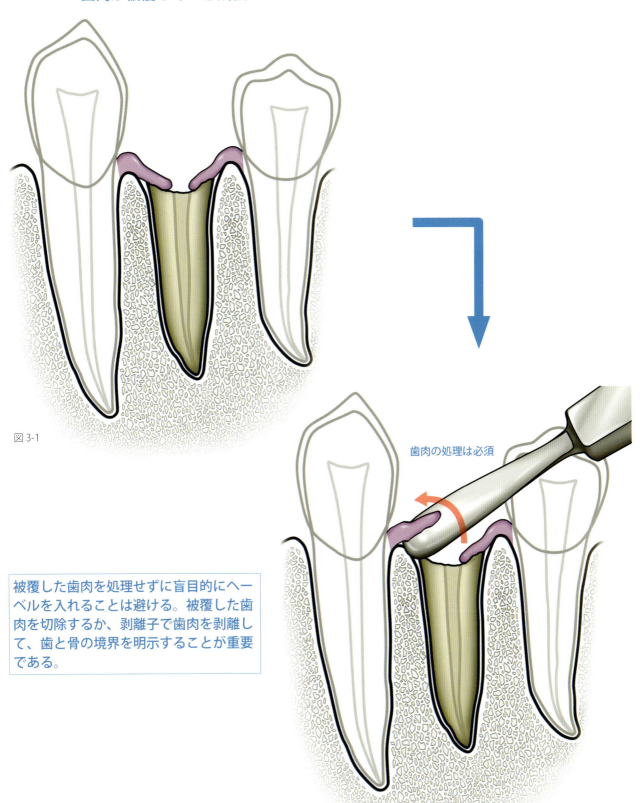

図 3-1

歯肉の処理は必須

図 3-2

被覆した歯肉を処理せずに盲目的にヘーベルを入れることは避ける。被覆した歯肉を切除するか、剥離子で歯肉を剥離して、歯と骨の境界を明示することが重要である。

歯質欠損が小さい場合は、歯質欠損が少ない側にヘーベルを入れる

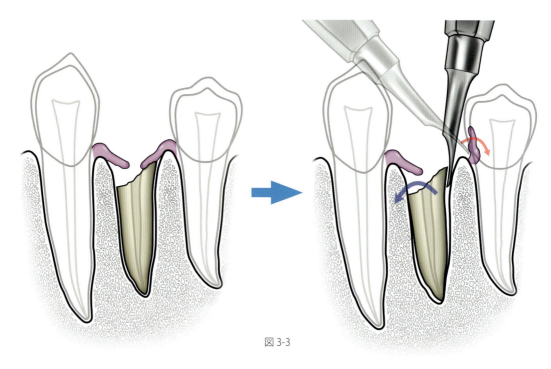

図 3-3

歯質欠損が小さい場合、歯質欠損が少ない側の歯肉を剥離・翻転し、歯根膜腔にヘーベルを挿入する。

歯質欠損が大きい場合は、少ない力で脱臼できる

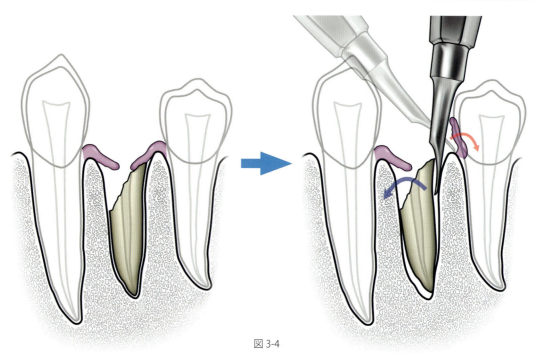

図 3-4

歯質欠損の差が大きい症例では、少ない力で容易に脱臼することができるため、ヘーベルでなくても剥離子で歯根膜腔に挿入し、剥がすような操作でも容易に脱臼できる。

歯質欠損が大きい場合の近心頬側へのヘーベル挿入は難易度を上げてしまう

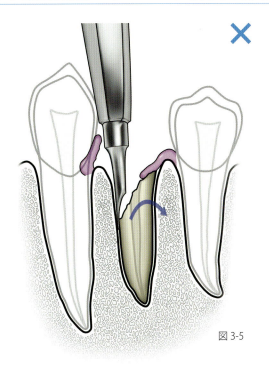

図 3-5

歯質欠損が大きい側にヘーベルを挿入しても、歯根膜腔の位置が分かりにくく、ヘーベルの応力も発生しにくい。
歯質欠損が大きければ大きいほど、その難易度は上がってしまう。

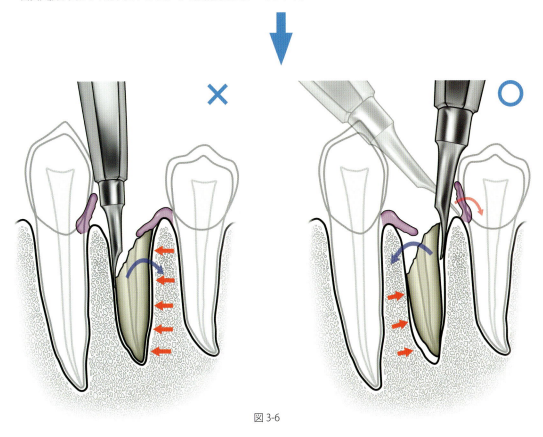

図 3-6

ヘーベルをかける位置によって、応力のかけやすさ、抵抗する組織量に差がある。この場合は、近心頬側隅角ではなく、遠心頬側隅角にヘーベルをかける方が容易な症例である。

2．難抜歯：残根の場合

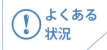

骨と歯質の境界が確認しづらく、ヘーベルを入れる位置が探しにくい

　重度う蝕による残根状態が長く続いた場合、周囲歯肉が根面を被覆することにより、仮性埋伏歯を呈することがある。このような場合、歯質が僅かに見えるからといって、闇雲にヘーベルを入れて脱臼させようとしても、歯質の上面は軟化象牙質に変性していることが多く、骨と歯質の境目が確認しづらい（図3-7）。

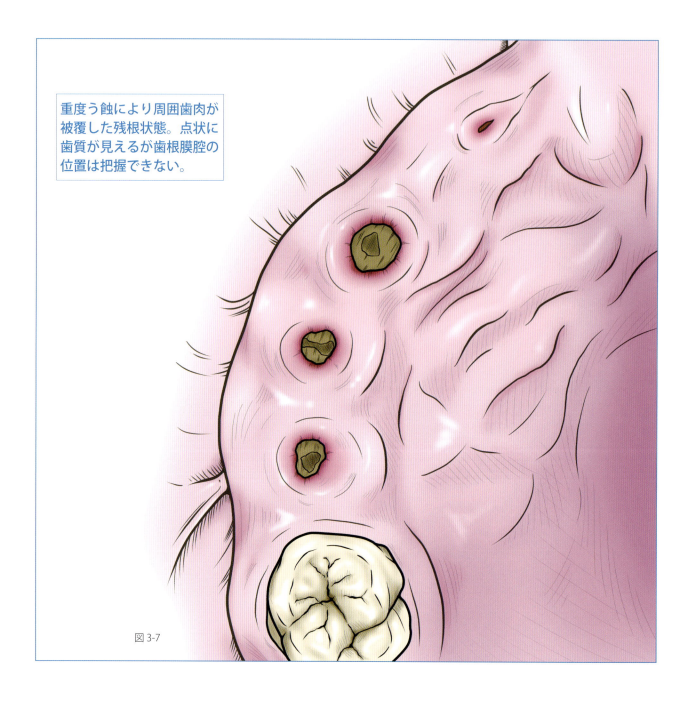

重度う蝕により周囲歯肉が被覆した残根状態。点状に歯質が見えるが歯根膜腔の位置は把握できない。

図3-7

対策 歯槽頂部に限局した歯肉剝離で術野を確保する

　このような場合は、潔く歯槽頂部の連続した歯間乳頭部の歯肉に切開を加え、歯槽頂部に限局した歯肉剝離を行って術野を確保した方がよい（**図 3-8 〜 11**）。

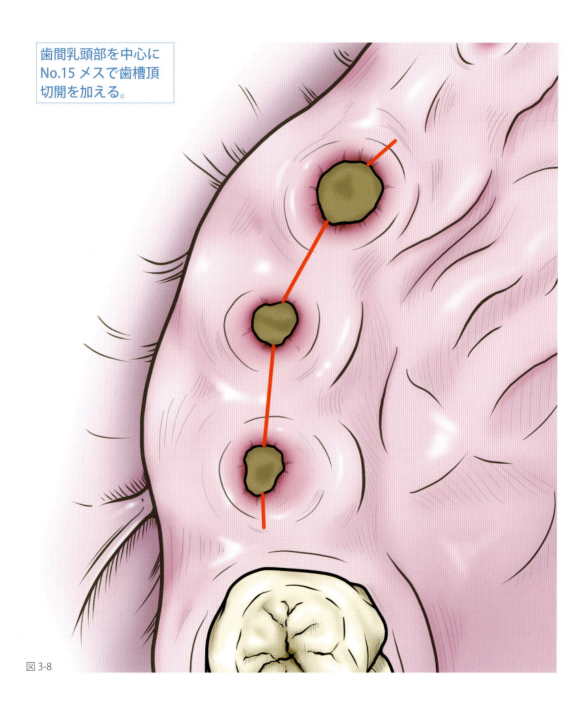

歯間乳頭部を中心に No.15 メスで歯槽頂切開を加える。

図 3-8

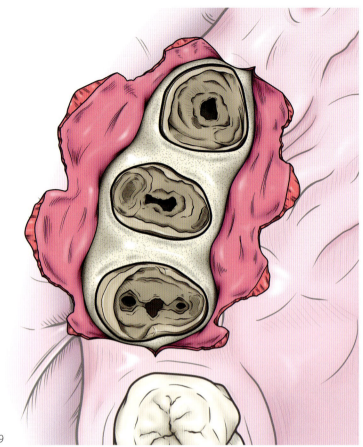

剥離子を用いて歯槽頂部を中心に粘膜骨膜を剥離し、残根の歯根膜腔が分かる範囲まで骨面を明示する。

図 3-9

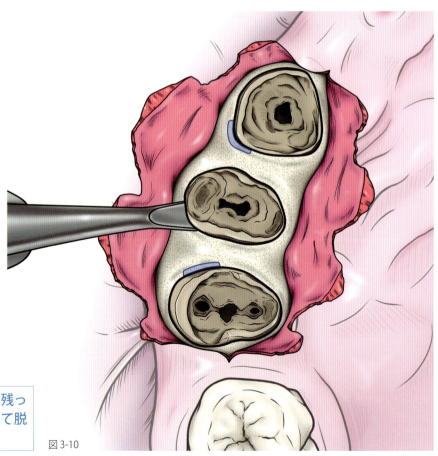

歯根膜腔を明示し、最も歯質が残っている位置にヘーベルを挿入して脱臼操作を行う。

図 3-10

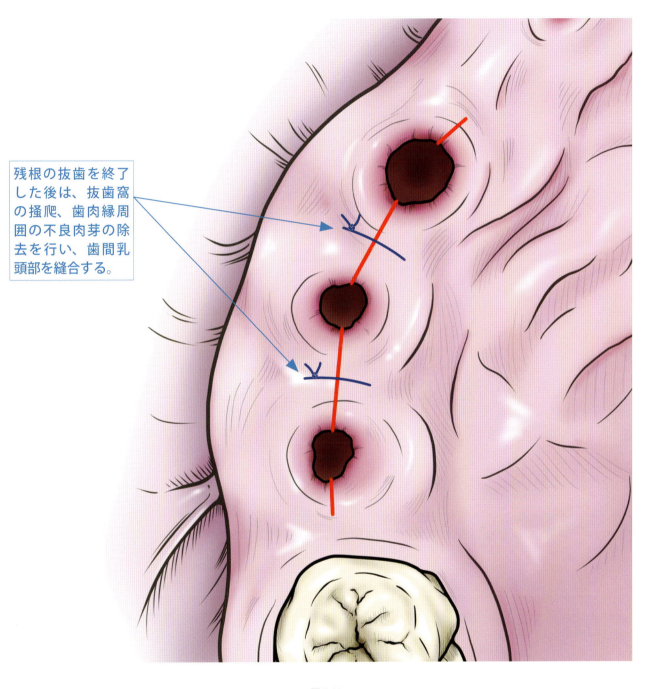

図3-11

3. 難抜歯：根癒着の場合

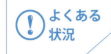

歯根と骨が同化してヘーベルによる脱臼が困難

　難抜歯の代表的なものとして根癒着が挙げられる（**図 3-12**）。抜歯に難渋している状況を患者に理解してもらうためのおなじみのフレーズ「歯と骨がくっついていて」にあたるものである。完全癒着であれば、歯根と骨が同化しており、切削しても骨と歯質の判別がつかない状況であるが、多くの場合は、高齢による歯根膜腔の狭窄により、ヘーベルによる脱臼が困難な状況を指している。

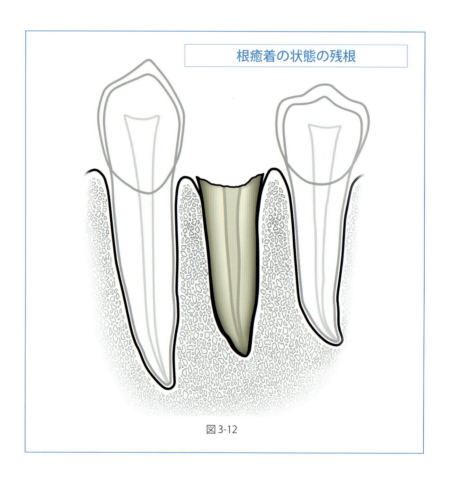

図 3-12

グルーブ形成か、分割抜歯かの二択で

　このような場合は、歯根膜腔にフィッシャーバーなどでグルーブを深く形成するか、または、分割抜歯を行うかの二択となる。癒着が弱い場合は、歯根膜腔周囲にグルーブを形成すれば抜歯できることもある（**図 3-13 〜 21**）。

　確実な方法は分割抜歯であり、中央で分割ラインを形成し、前述のようにヘーベルを入れる反対側に脱臼できる空間を生み出すような状況を作ることが重要である。その空間が生まれれば、あとは歯根膜腔にもう一度ヘーベルか、剥離子を挿入して、残った歯質を剥がすように力を加えれば脱臼してくる（**図 3-22 〜 25**）。

深いグルーブ形成によるアプローチ

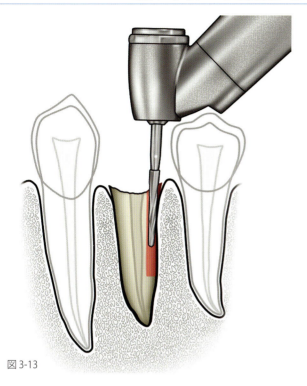

図 3-13

バーで歯質にグルーブを形成する。

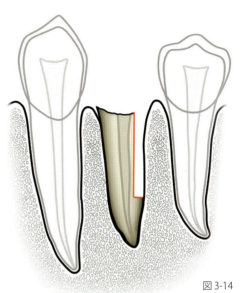

図 3-14

形成されたグルーブが深ければ深いほど、その後の操作は行いやすい。

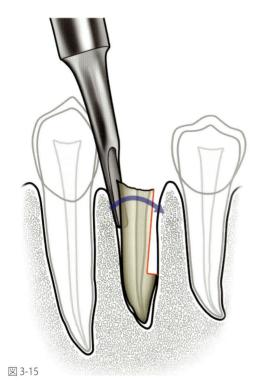

図 3-15

ヘーベルをグルーブの反対側にかけて力を加える。脱臼が弱い時はグルーブそのものにヘーベルを挿入して力をかけてもよい。

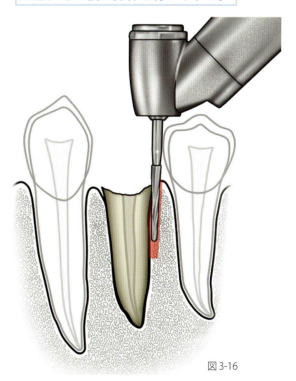

図 3-16

バーでグルーブを骨に形成する。

歯質を残しておきたい場合

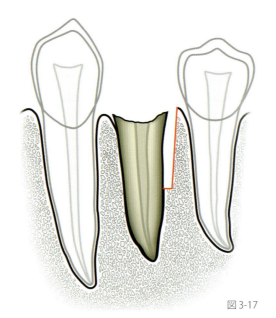

図 3-17

歯を痛めたくはない、もしくは歯質を残しておきたい時には、骨にグルーブを形成する。

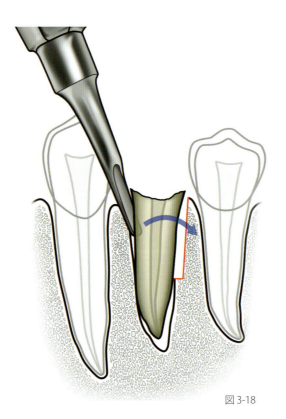

図 3-18

同様に反対側からヘーベルをかけたり、グルーブにヘーベルを入れて動揺させる。

> 超音波切削器具の抜歯用チップを
> 用いる場合

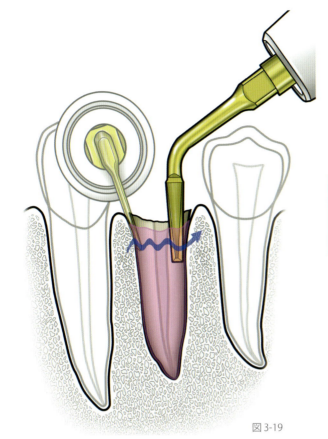

> 歯根膜腔に沿ってチップを挿入していく。これにより歯根膜腔の幅が拡大されるため、歯根全周に挿入してスペースを確保する。

図 3-19

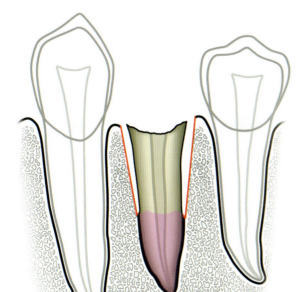

図 3-20

> 挿入する深さは、深ければ深いほど、脱臼操作は容易となる。

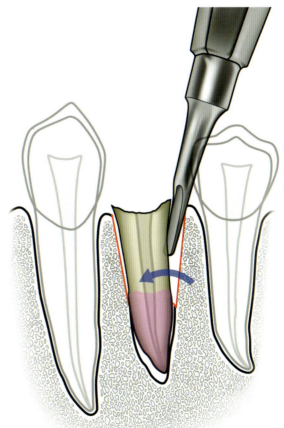

図 3-21

> 拡大された歯根膜腔のスペースにヘーベルを挿入すれば、反対側にも空間が確保され、抜歯操作は容易となる。

より確実なのは、分割抜歯によるアプローチ

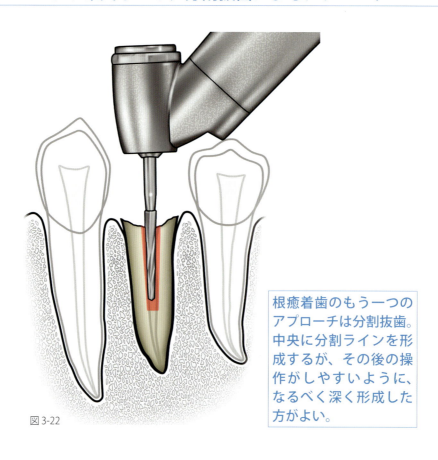

図3-22

根癒着歯のもう一つのアプローチは分割抜歯。中央に分割ラインを形成するが、その後の操作がしやすいように、なるべく深く形成した方がよい。

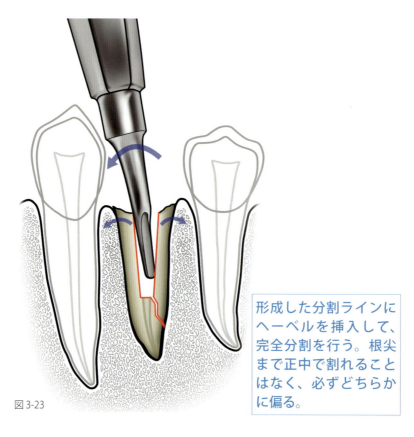

図3-23

形成した分割ラインにヘーベルを挿入して、完全分割を行う。根尖まで正中で割れることはなく、必ずどちらかに偏る。

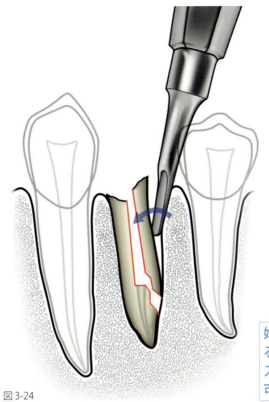

図 3-24

始めに小歯片を除去する。その除去したスペースが大歯片の脱臼する可動域となる。

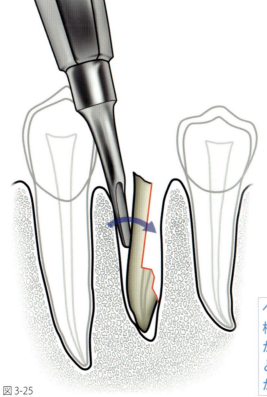

図 3-25

ヘーベルや剥離子を歯根膜腔に挿入して、剥がすように力を加えると容易に脱臼することが多い。

4. 難抜歯：根弯曲の場合

ヘーベルをかけても歯が動揺しない

　難抜歯の代表的なものとして、根弯曲を認める歯の抜歯がある（**図 3-26**）。抜歯の際、ヘーベルを挿入して力をかけても動揺しない、動揺しても抜け出てこないという事態に遭遇する。無理に力をかければ根尖部で破折し、残根となるため、術中の判断が必要となる。

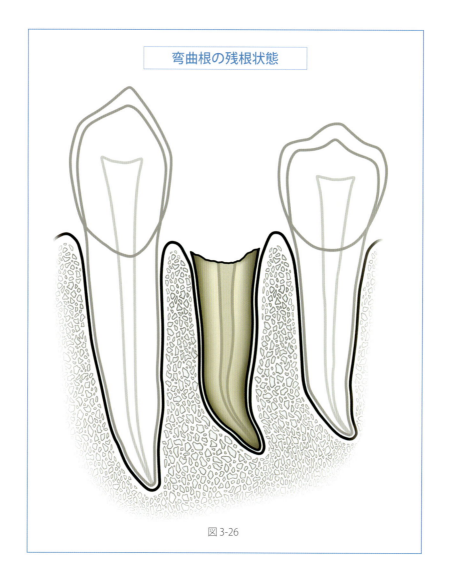

図 3-26

根弯曲が把握できている場合は、ヘーベルを正確な位置にかける

　レントゲンで根弯曲が把握できている場合には、まず、ヘーベルのかける位置を間違えないように適切な位置で力を加えるようにする。弯曲している方と同側にヘーベルをかければ、抵抗する方向に力がかかるため、歯の動揺は得られないことが多い（**図 3-27**）。

根弯曲が把握できている場合

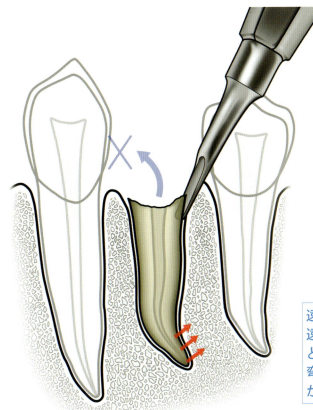

遠心に弯曲している場合、遠心側にヘーベルを入れると、ヘーベルによる応力が弯曲している方向に力がかかり脱臼しづらくなる。

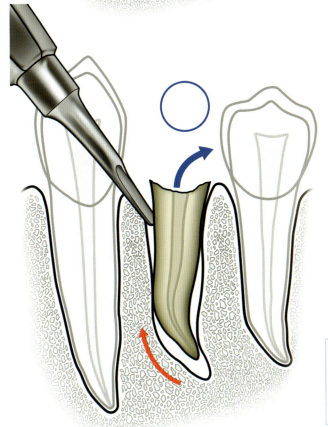

弯曲している側と反対側の近心にヘーベルを入れると、脱臼する方向に応力がかかるため脱臼しやすくなる。

図 3-27

対策 適切な位置でヘーベルをかけても動揺しない場合は、分割抜歯

　適切な側でヘーベルをかけても動揺しない場合は、根癒着のように分割抜歯で対応することが確実である。分割する場合は、弯曲している方向と同じ側の歯質を除去して、弯曲している側と反対の歯根膜腔にヘーベルをかけると脱臼できる（**図 3-28**）。分割方向を誤ると、脱臼がさらに困難になり、さらなる根破折が生じて根尖のみの残根状態となる（**図 3-29**）。この場合はルートチップなどで根尖を掻き出すように抜去するしか方法はなくなる。

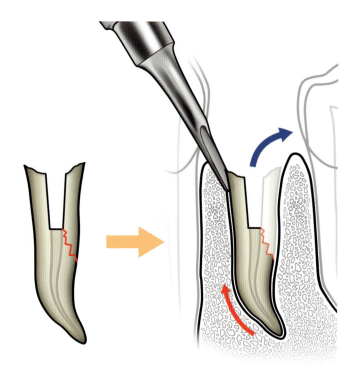

分割抜歯で対応すれば確実

脱臼しやすい近心側が残り、遠心側の歯質がなくなると抜歯は容易である。
図 3-28

分割方向を誤ると脱臼がさらに困難になるため要注意！

近心側の歯質は破折し、遠心側のみの歯質がない場合、ヘーベルを遠心側にかけた場合は脱臼しにくい。そして、このような状況では、遠心歯質も破折し、根尖部が残遺し、難抜歯となる。

図 3-29

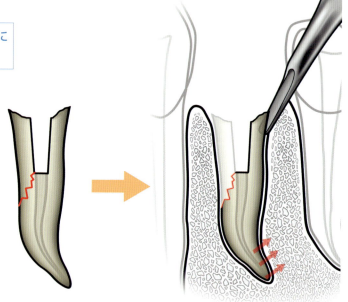

5. 難抜歯：多根歯の残根の場合

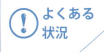

下顎は骨質が硬く脱臼しにくい、上顎は見えにくい

　下顎大臼歯、上顎小臼歯、上顎大臼歯の残根では難抜歯となることが多い（**図3-30**）。複数根の根同士の位置関係で脱臼しにくさは違うが、下顎の方が骨質は硬く、脱臼しにくいことが多いが、上顎では視野がとりにくいという欠点もある。

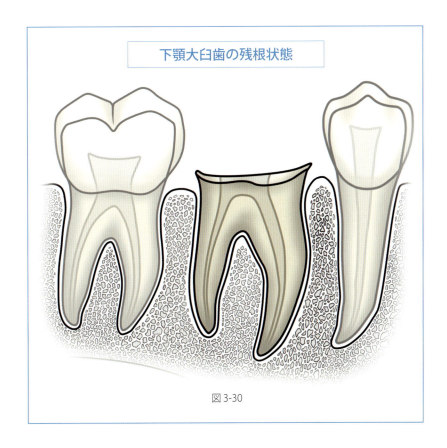

図3-30

分割が基本、1根＝1歯の状況にもっていくとやりやすい

　周囲骨を削合して、残根鉗子が入るようにして抜歯することも可能であるが、この方法では侵襲が大きくなるため、多根歯の難抜歯への対応も分割が基本となる。分割ラインはすべて分岐部に向けた方向で形成し、歯冠側の方は多めに歯質を除去しておけば、分割後の根の抜去での干渉部位を減らすことができる（**図3-31〜34**）。

　多根歯の難抜歯では、極端な言い方をすれば、「1根＝1歯」とする状況に持っていくことが必要であり、どこか最初の1根が抜去できれば、他の根は空いたスペースを使えば脱臼は容易になっていく。また、根の間を埋める歯槽中隔は削合しても大きな問題にならないため、動揺が得にくい場合は歯槽中隔を削り落として、その方向に脱臼させることも重要である。

分割が基本：1根＝1歯の関係に持っていく

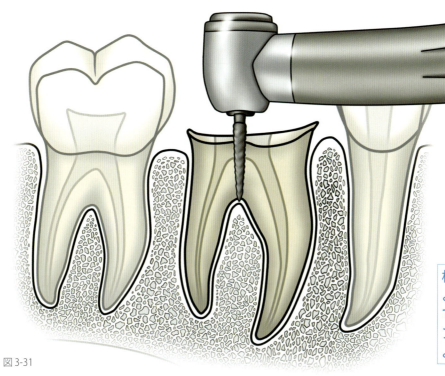

図3-31

根分岐部に達するような方向で中央で分割。分割ラインは太くした方がよい。

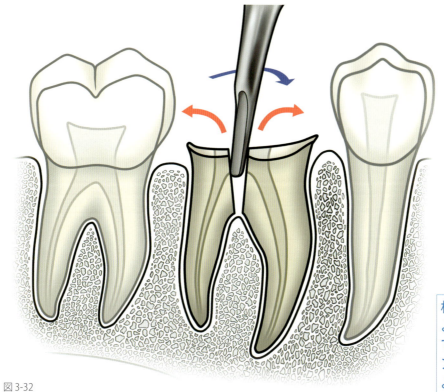

図3-32

根分岐部に達するような方向で中央で分割。分割ラインは太くした方がよい。

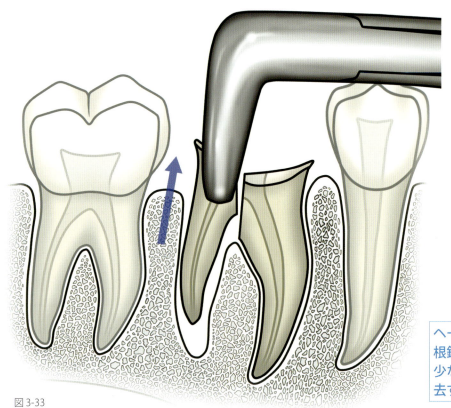

図 3-33

ヘーベルまたは残根鉗子で、弯曲の少ない方の根を抜去する。

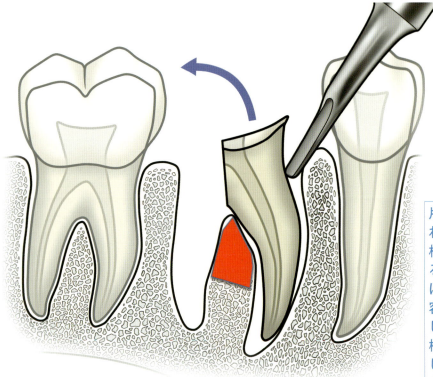

図 3-34

片方の根を抜去すれば、もう一方の根の可動域が増えるため、ヘーベルによる脱臼操作が容易になる。脱臼しにくい時は、歯槽中隔の骨を削合して干渉部位を除去すると効果的である。

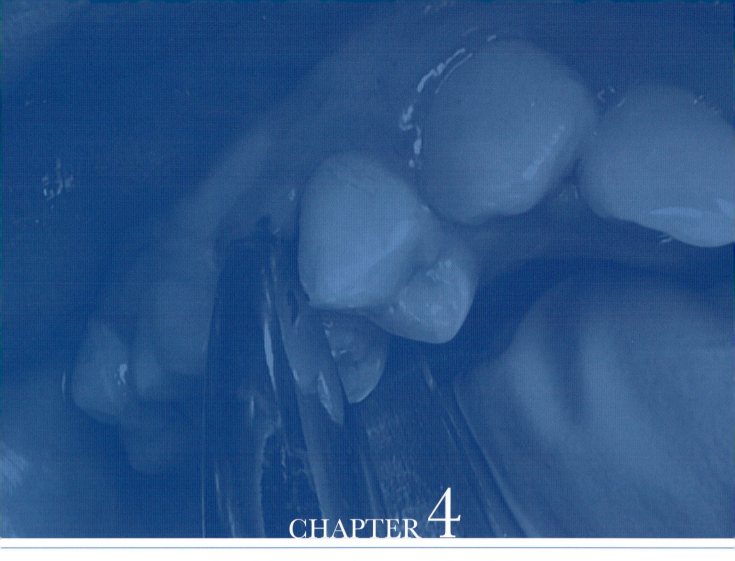

CHAPTER 4
上顎智歯の抜歯

1．上顎智歯抜歯：残根、半埋伏の場合

　上顎智歯は、上顎で最も後方にある歯であるため、「見えない」、「器具が届きにくい」という、抜歯を困難にさせる要素が多い部位であり、苦手意識を持つ臨床医が多い。

　しかしながら、歯槽骨が柔らかいという上顎の特徴を活かせば、決して難しいわけではなく、適切な位置にヘーベルをかければ容易に抜けてくることが多い。よって、この感覚を習得すれば得意な部位となってくる。ここでは、残根や半埋伏歯の場合と、完全埋伏歯の場合について解説する。

> **よくある状況** う蝕が進行し歯冠の一部が崩壊して鉗子が使えない

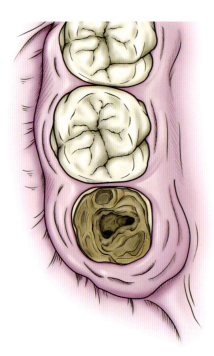

図4-1

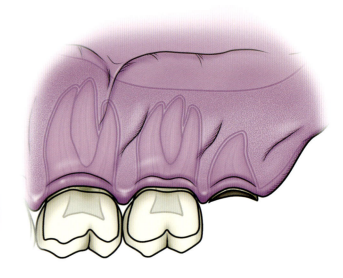

上顎8の残根で歯冠は崩壊し、抜歯鉗子がかけられない状態。上顎最後方部であり、術野を確保しにくく、苦手意識を持つ人が多い。

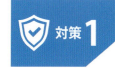
対策1

ヘーベルをかける箇所を明示すればほとんどが容易に抜ける

　通常に萌出している場合は、通法に従った鉗子での抜去が第一選択であるが、既にう蝕が進行して歯冠の一部が崩壊している場合は鉗子が使えない。また、歯冠の一部が露出している場合も、被覆した歯肉に切開を加えて、抜去するスペースを作る必要が生じる。このように智歯が完全に見えない時に大切なことは、ヘーベルをかける箇所を明示することになる（**図4-1～3**）。　ヘーベルをかける箇所は近心頬側隅角の歯頸部になる。この部分にヘーベルをかけることができれば、ほとんどの症例で容易に抜くことができる。そのためには近心の7番の歯頸部歯肉を僅かに剥離したり、被覆した智歯の直上の歯肉を切開する必要がある。

智歯が完全に見えない時は、ヘーベルをかける箇所を明示する

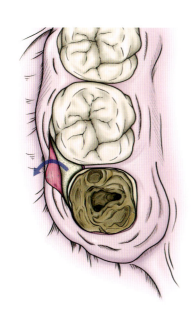

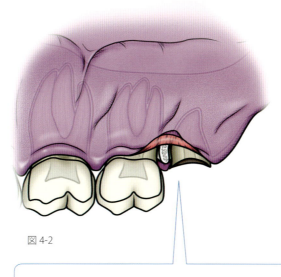

図4-2

7と8の歯間乳頭相当部の歯肉を剥離して、8の根面を明示する。

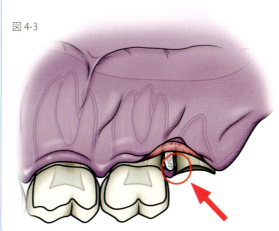

図4-3

上顎8の抜歯では、ほとんどの場合、近心頬側からしかヘーベルが入らない。また、分割抜歯も行わないため、近心頬側の歯質を明示することが成功の鍵である。この部分の根面を、ヘーベルがしっかりと入る程度に明示する。

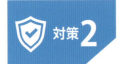

対策 2　ヘーベルはやや歯に対して横向きに入れ、遠心頬側に「倒す」ように力を入れる

　そしてヘーベルは、曲がりのものを選択し、通常の脱臼操作のような歯根に沿って入れるのではなく、やや歯に対して横向き（頬側から）に入れて、遠心頬側に「倒す」ように力を入れると容易に脱臼してくる（**図4-4、5**）。なお、この方向にヘーベルを入れ、力をかける際には、口角を引っ張ることになるので、患者には大開口させずに、やや口を閉じた状態で操作する方が望ましい（**図4-6**）。その際には、ヘーベルの先端が直視できないこともあるが、反対の手指を智歯直上にあてて、ヘーベルによる操作を手指で感じることが重要である。**ヘーベルが智歯に効果的にかかっている感触を学ぶこと**が、この部位の抜歯の習得につながる。

近心頬側の歯質を明示することが成功の鍵

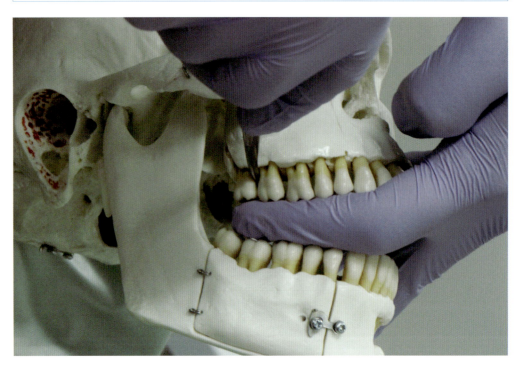

図 4-4

上顎8の抜歯では、ほとんどの場合、近心頬側からしかヘーベルが入らない。また、分割抜歯も行わないため、近心頬側の歯質を明示することが成功の鍵である。この部分の根面を、ヘーベルがしっかりと入る程度に明示する。

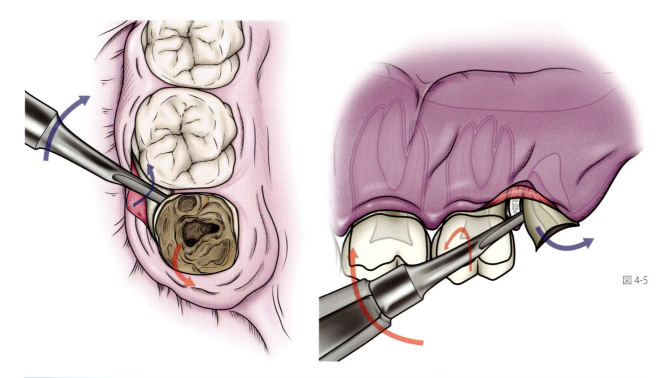

図4-5

ヘーベルを深く挿入し、根を遠心頬側に掃き出すような動きで抜去する。ヘーベルの挿入方向は根面に平行ではなく、横から入れるような水平方向でしっかりと歯質に力が加わるようにする。上顎の骨は軟らかいため、十分な力が加われば、骨がたわみながら抜けてくることが多い。

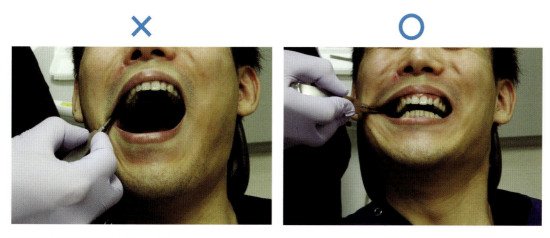

図4-6

開口時（左）と閉口時（右）。開口では、口角部の緊張でヘーベルを横方向に向けにくく、無理をすれば口角炎を招く。閉口させれば、口角の緊張は取れ、ヘーベルを横方向に向けやすい。

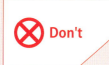 Don't

分割は禁忌

なお、脱臼ができない時の対応として最も行ってはならないことは分割である。分割した際に、近心頬側の皮質が始めに除去されてしまった場合は、ヘーベルをかける部位がなくなり、残った口蓋側や遠心の歯質に力を入れることができなくなるためである。どうしても脱臼できない場合は、智歯の遠心の骨を削合して、脱臼に対する抵抗を減らすような対応をとるのが望ましい。

2. 上顎智歯抜歯：完全埋伏の場合

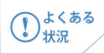
動いても出てこない

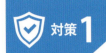
適正な切開線の設定から

　上顎の完全埋伏智歯の抜歯は、最も難しいと感じる部位の一つである。理由は先ほどの残根や半埋伏と同様に「見えない」、「届かない」こともそうだが、「動いても出てこない」ことに直面することがあるからで、まずは適正な切開線の設定を行い、見えやすくすることが重要である。下顎の埋伏歯よりも切開線は前方まで延ばす方が良く、縦切開を入れる場合は、埋伏の程度がそれほど深くなくても、7番ではなく、6番の位置に設定した方が無難である（**図4-7**）。

　また、遠心の切開線は、歯槽頂よりも口蓋側に設定した方が、縫合もしやすく、傷の治りも良いことが多い。遠心の切開を頬側に設定して、粘膜の治癒が悪い時は、7番の近心頬側の歯肉退縮を招くことになり、後続治療に支障を来すことになるので避けるべきである（**図4-8**）。

適切な切開線の入れ方（頬側面観）

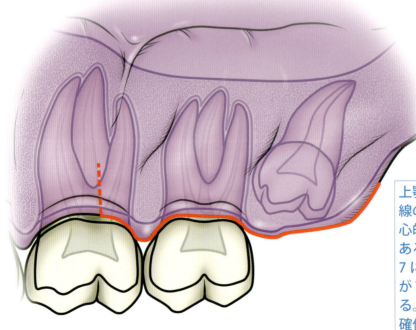

図4-7

上顎8深部埋伏歯の場合。切開線の設定は、下顎に比べて近遠心的な長さを長く設定すべきである。これは、8歯冠の位置が、7に接しており、骨削除の範囲が7に及ぶことが多いからである。また、下顎に比べて術野の確保が難しいため、剥離の範囲を広くとる方が無難である。

適切な切開線の入れ方（咬合面観）

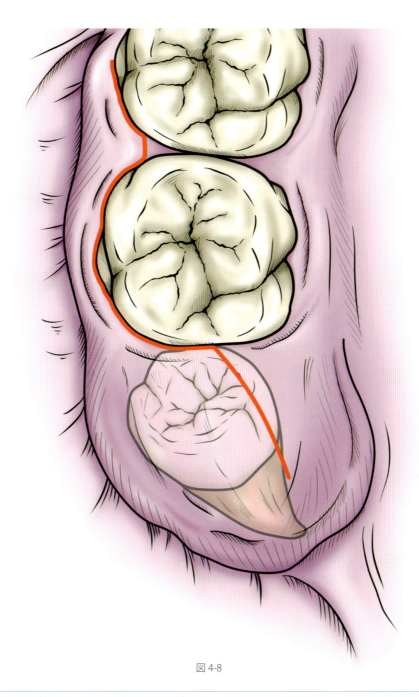

図 4-8

遠心の切開は、やや口蓋側よりに設定した方が良い。近心で切開すると、切開線が抜歯窩（骨欠損部）直上となり、歯肉退縮の危険性が増すことと、縫合や抜糸がしにくいことが理由として挙げられる。この部位の切開を行うには、メス刃は No.15 では届きにくいので No.12 を選択すると良い。

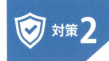

対策2 切開・剥離後の骨切除にはマイセルで

　粘膜切開、剥離を行った後は、被覆している骨の削除になり、この骨削除も「器具が届かない」、「見えない」環境になるので、注意が必要である（図4-9）。従来からマイセル、マレットによる削除を行うことが多いが、この部位の骨は非常に薄く柔らかいので、必ずしもマレットは必要ではなく、マイセルを彫刻刀のように用いて削れば骨は削除できる。マレッティングによる槌打の振動は脳振盪を引き起こすような振動に相当することもあると言われているため、例え行うとしても必要最小限に注意すべきである。

　骨削除範囲の目安は、先ほどの半埋伏歯と同様に近心頰側隅角部の歯頸部になり、この位置まで剥離・骨削除を行えば、あとは細い曲がりのヘーベルを挿入して、先ほどと同様に遠心頬側に倒すか、掻き出すように力を加えると抜去できる（図4-10～13）。埋伏智歯の遠心の骨が干渉して抜けないこともあるので、その際は、後方の骨を削除することで対応できる。

粘膜骨膜弁の剥離翻転

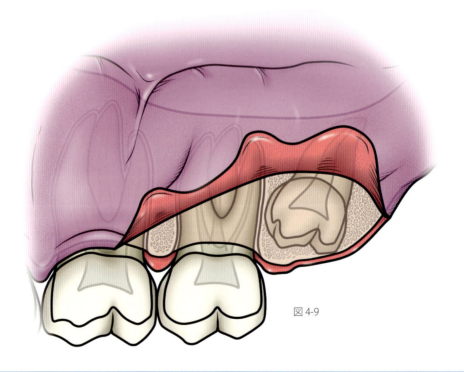

図4-9

粘膜骨膜弁の剥離翻転。埋伏歯を抜去する際には遠心のスペースが必要であるため、遠心（上顎結節部）の剥離も十分に行なわなければならない。

骨削除のテクニック

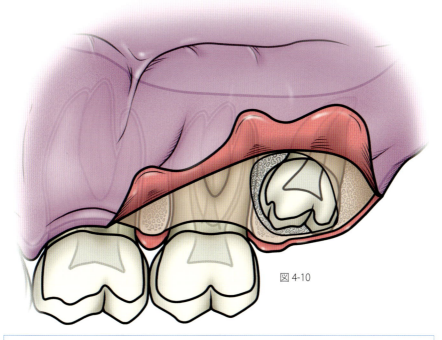

図 4-10

骨削除は、マレットを用いなくても、マイセルを彫刻刀のように使用すれば骨は削れてくる。骨削除範囲の目安は、歯冠の最大膨隆部から歯頸部にかけての歯質が明示できる範囲である。上顎8残根と同様に、ヘーベルが強くかけられる部位を明示することが成功の鍵となる。

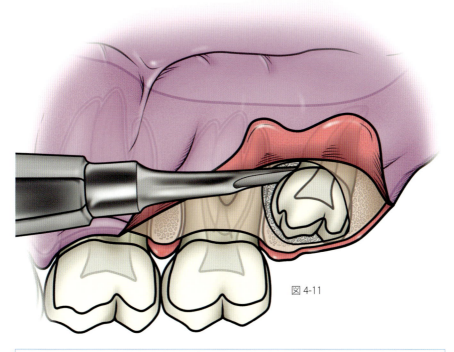

図 4-11

ヘーベルは最も細い#5の曲がりを選択して、明示した歯冠の膨隆部に沿わせて力のかかる位置まで挿入する。

抜歯のテクニック

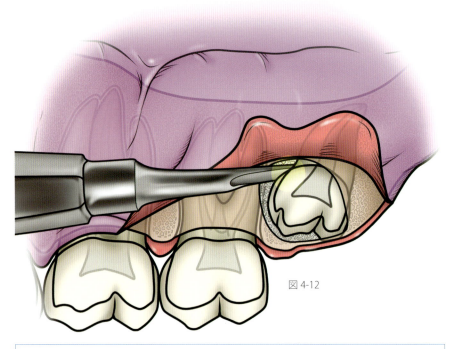

図 4-12

黄色の領域のような力のかかる部位に挿入できれば、ヘーベルの動きに同調して歯冠も動くことが確認できる。直視で確認できない時は、反対側の人差し指を上顎結節部にあてて、歯冠の動きを感知する。

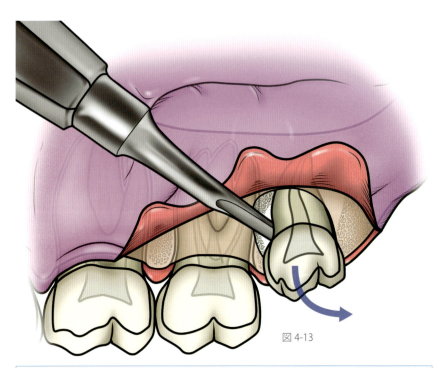

図 4-13

ヘーベルの"かかり"を確認した後は、上顎8残根抜歯と同様に、遠心頬側に掃き出すような動きで抜去を行う。通常、歯根は遠心に向かって弯曲しているため、遠心方向に力をかければ抜去できることが多い。

3. 抜歯後の確認事項

1 抜歯後のポイント

✓ 問診やエックス線画像による術前評価が大事

深部埋伏歯での抜歯後の場合、上顎洞との交通が懸念される。鋭匙などで上顎洞底部の骨が触れられない、抜歯窩から洞内が見える、などの所見があった場合は落ち着いてしっかり縫合しよう。完全埋伏であれば、軟組織を緊密に縫合することで上顎洞との交通は避けられる。また半埋伏などの場合は、可及的に閉鎖する。そのような状況に対応しやすくするためにも、前方の切開はやや近心側に設定するのが良い。

> **上顎洞との交通が確認または強く疑われた時**
> 約2週間は上顎洞への内圧を上昇するような行為（強いうがい、鼻かみ、くしゃみ）を避ける。
> ・クラリスロマイシン 400mg/ 日の 2~4 週間投与

✓ 智歯周囲骨の変位

上顎智歯は基本的には分割せずに抜歯をすることから、智歯の抜去時に周囲骨が変形していることが多い。変形したり、遊離した骨をそのままの状態にした場合は、縫合時に創面が一致せずに困難を要したり、術後に骨鋭縁部の残存に伴う問題が生じる。これらを避けるためにも、縫合前に手指で抜歯窩周囲の骨を触れてみることが重要となる。特に頬側の骨が外側に変位していることが多いため、しっかり手指で戻した上で縫合しよう。

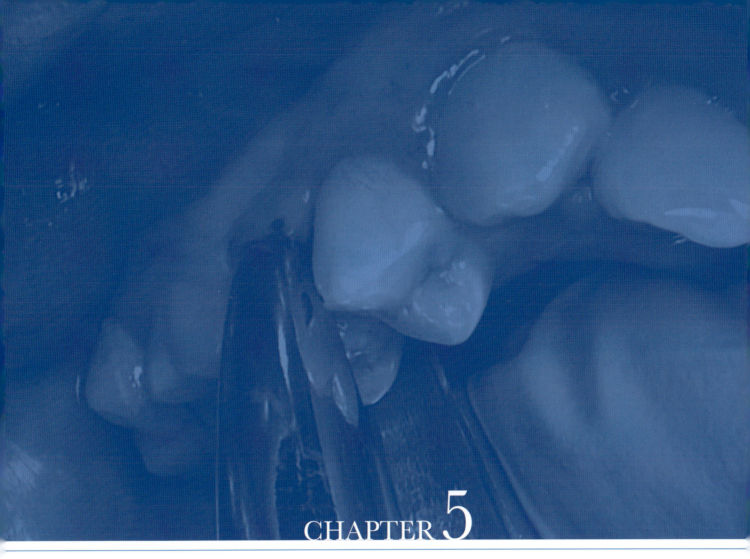

CHAPTER 5

下顎埋伏智歯の抜歯

1. 下顎水平埋伏智歯の基本術式と勘どころ

1 各ステップを確実にこなすことの重要性

下顎水平埋伏智歯抜歯は、歯槽外科手術のすべての要素が入った手術であり、一つひとつのステップを確実にこなせるようにする必要がある。

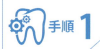

切開：必要な剥離範囲を確保する

遠心切開の切開線は7遠心の中央からやや外側に傾斜させることが一般的である（**図5-1**）。近心については縦切開を入れる場合と入れない場合がある。縦切開を入れる場合は、抜歯に伴い予想される骨削除範囲から3~5mm程度離した位置に設定するのが基本である（**図5-2**）。縦切開を入れない場合は、近心側へと歯肉溝切開を延ばせば、同じ剥離範囲を獲得することができる（**図5-3**）。

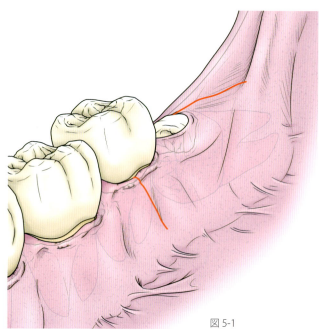

図5-1

粘膜切開

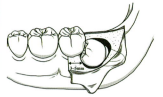

図5-2

縦切開の設定位置。予想した骨切削範囲から3～5mm離れた位置に縦切開を設定する。切開線が骨欠損部直上や近接した場合、創哆開が起こりやすく、骨面からの血流も得られなくなる欠点がある。また、切開部の創哆開が起こった時は歯肉退縮を引き起こすため、骨欠損部から離す必要がある。

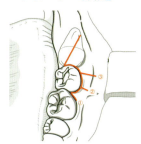

図5-3

下顎埋伏智歯抜歯の切開線。いずれの切開線も剥離できる術野は同じである。

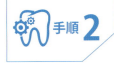

手順2 剥離：遠心・上方に向かいスムーズに

　骨膜剥離子で骨膜を骨から剥離する。歯肉縁から下向きに剥離すると歯肉が裂けたりするので、やや根尖よりのしっかりとした骨面が同定できるところで、一度骨膜を剥がし、そこから遠心・上方に向かって剥離を進めるとスムーズに剥離ができる（**図5-4、5**）。

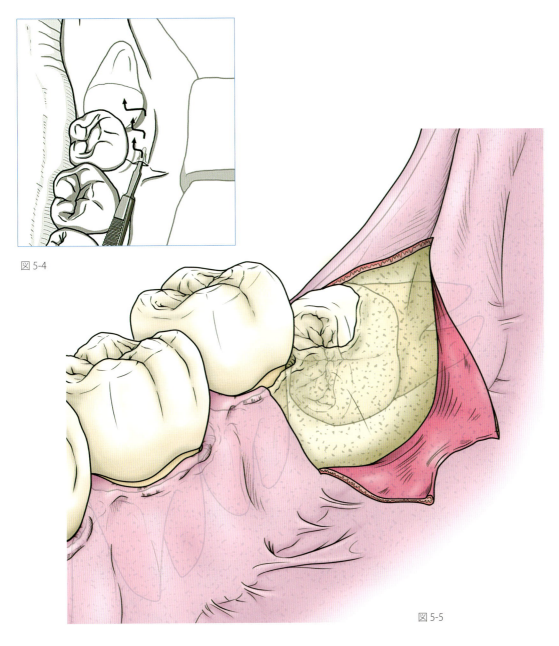

図5-4

図5-5

粘膜骨膜弁の剥離翻転

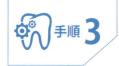 **手順3**

骨削除：最大豊隆部から歯頸部を明示できる範囲で

ラウンドバーで歯冠周囲を覆う骨を削除する。削除の目安は最大膨隆部から歯頸部を明示できる範囲とする(**図 5-6**)。さらにフィッシャーバーで根面に沿って、頰側の溝を形成しておくと脱臼する際のヘーベルの挿入がしやすくなる。

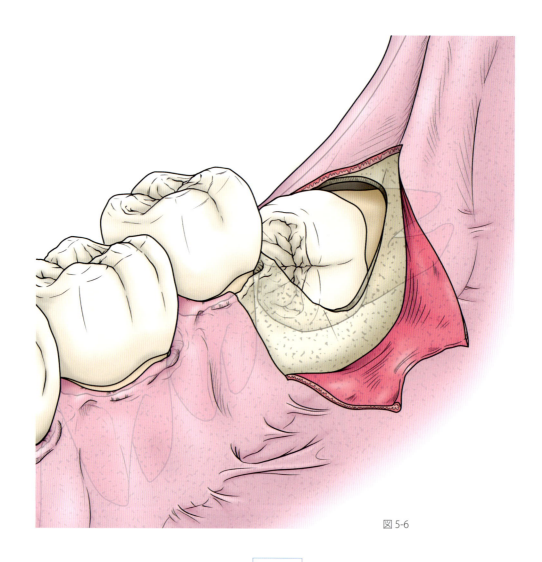

図 5-6

骨削除

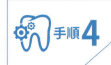

手順4 歯冠歯根分割：分割ラインを適正に

　ゼクリアバーで歯冠歯根分割を行う。上方向に対してアンダーカットがない角度で、可及的に後方で行う方が、根の抜去のスペースが確保できる（**図5-7**）。この操作は初心者ほど上手くいかないことが多いので、分割の方法については後述する（本章の2.歯根分割のマネージメント参照）。

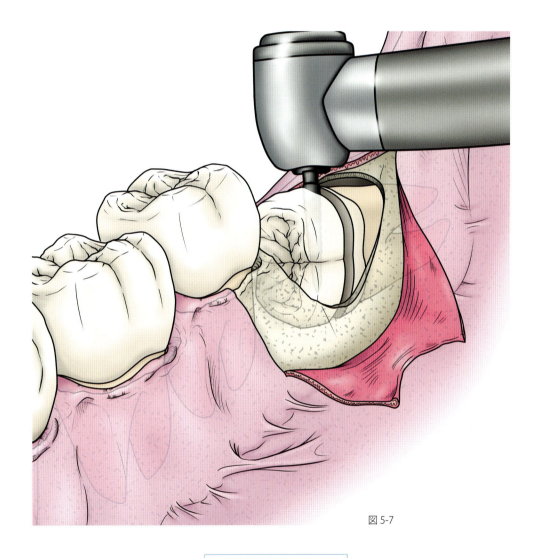

図5-7

歯冠歯根分割

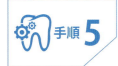 **手順 5**

歯冠抜去：ヘーベルで上方に抜去

　分割ラインが適切に形成されていれば、歯冠はヘーベルで上方へと抜去できる（**図 5-8**）。歯冠が前方の 7 の歯頸部に食い込んでいるような状態では、上方への抜去がしにくいこともある。その際はさらに歯冠を分割して除去することが行われる。

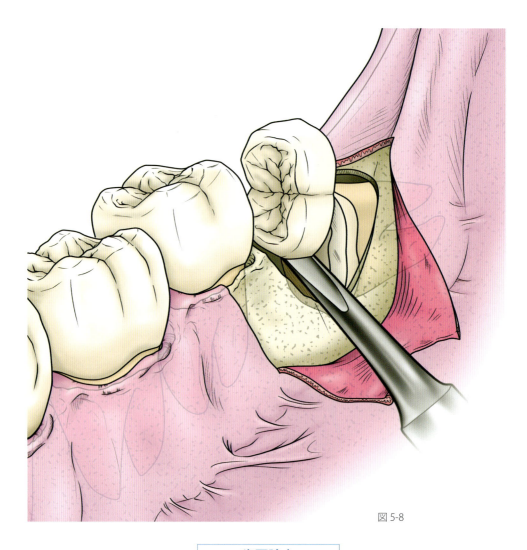

図 5-8

歯冠除去

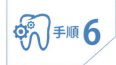
歯根抜去：歯冠除去スペースを活用する

歯冠を除去したスペースを利用して、歯根を脱臼、抜去する（**図 5-9**）。この操作で難渋することも多いので、そのパターンについては後述する。

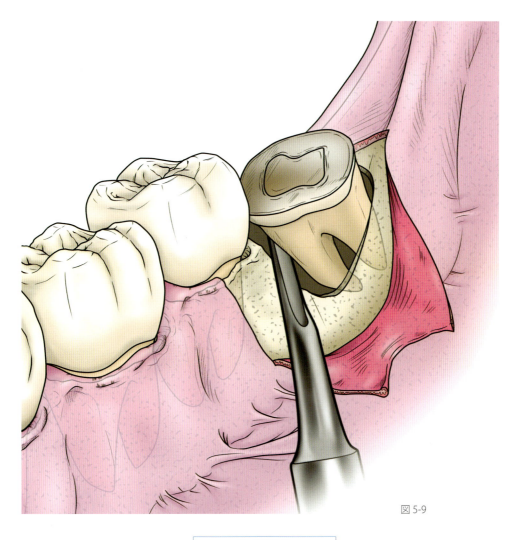

図 5-9

歯根除去

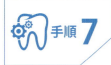
掻爬・洗浄：止血をきっちり完了させる

埋伏智歯で根尖病巣を有することは少なく、ほとんどは歯冠周囲に感染性の肉芽組織または囊胞様組織を認めることが多い。これらの組織を鋭匙でしっかり掻爬して除去し、止血が完了していることを確認する。

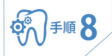# 手順 8

縫合：縦切開部の縫合にはコツがある

遠心切開の縫合は、運針もしやすい位置のため、それほど困難さを感じないが、縦切開部の縫合は経験が必要となる。切開線に対して純粋に真横に縫合針を進めようとすると口角が邪魔となり、持針器をコントロールすることが難しい。その対応として、付着した方の近心側の運針では、やや下の方から骨膜ごと拾いながら行うと容易である（図 5-10、11）。それ以外の方法としては水平マットレス縫合を応用した方法も有用である（図 5-12）。

口角に邪魔されずにできる縦切開の縫合のしかた

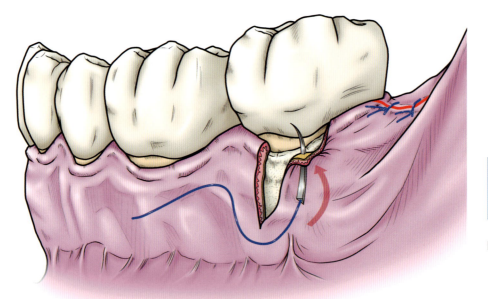

フラップ側の歯肉縁断端に針を全層で刺入する。

図 5-10

続いて近心側断端のやや根尖側から歯冠方向に向かって全層で針を進める。切開線に垂直に針を進めることは手の角度が難しいため、やや下から上向きに運針することでコントロールはしやすくなる。

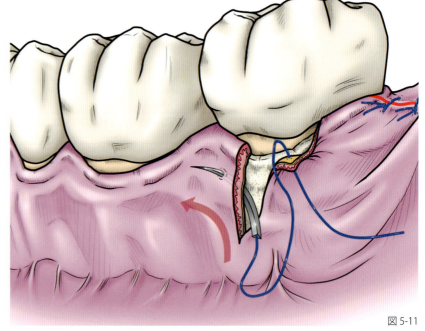

図 5-11

水平マットレス縫合を応用した縦切開の縫合のしかた

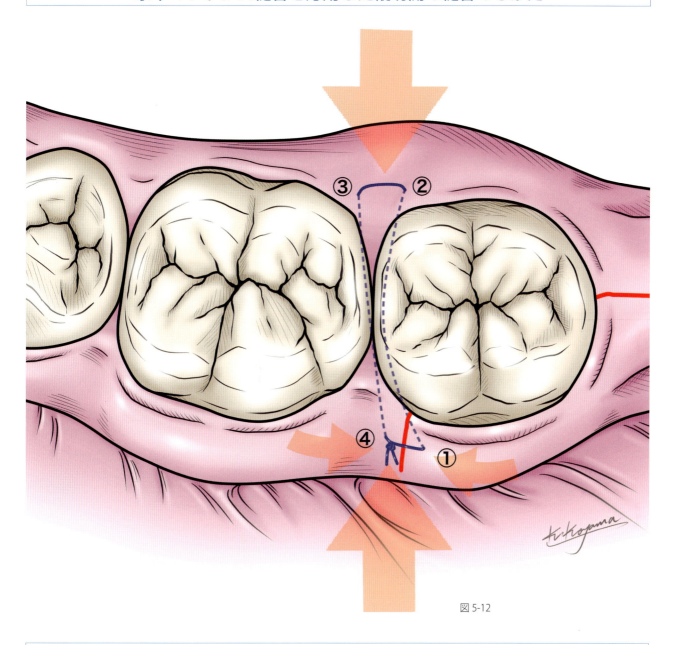

図 5-12

弱弯の針を用いて行う方法である。この方法であれば、近遠心的に寄せるだけではなく、頰舌的にも力をかけられる利点がある。通常の①と④のみの縫合で歯肉がちぎれた場合や、創面が合わない時に応用するとよい。

2. 歯冠歯根分割のマネージメントの重要性

1 歯冠歯根分割を安全に行うための重要事項と分割テクニック

Point 1 埋伏歯の下方スペースを確認する

　多くの研修医や若手ドクターが最初に感じるのは歯冠歯根分割の難しさである。この分割が不十分だと歯冠が除去できない。除去できても、スペースがなく根が抜けないなどから中断や抜歯時間の遷延を生じることとなる。

　その理由は、下方にある下歯槽神経の存在と舌側の舌神経損傷の恐怖である。まず、下方へのマネージメントとして、7番の遠心根、下顎管、8の歯冠の下縁が形成する三角形を確認する。その三角形がしっかりと確認できる時は、下方にスペースがあると判断して、しっかりと歯冠の下方まで切断する意識が必要である（**図 5-13、14**）。たとえバーの先端が骨まで達しても、下顎管を損傷することはないという意識が大切である（**図 5-15〜17**）。もし、その三角形が確認できないほど、歯冠と下顎管が接しているような時は、バーの先端は骨までは達してはいけないという意識のもと、ゼクリアバーの刃の部分が完全に埋まらないように注意する（**図 5-18〜20**）。この場合は、歯冠の下方が残っていることを前提に、それ以外の部位、特に舌側の歯質をしっかり除去できれば分割が完了できる。

三角形のスペースの有無を事前に確認することが重要

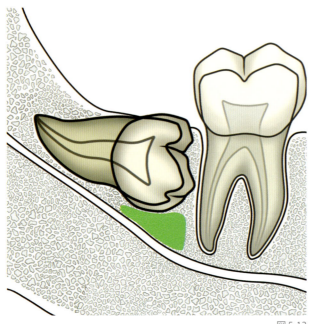

図 5-13

図 5-14

水平埋伏歯の埋伏状態の確認。歯冠と下顎管との間にスペースがあるかを確認。緑部分のようなスペースがある場合。

スペースがある場合。ゼクリアバーの刃の長さは1cm 程であり刃の根元まで入れても安全である。例えバーの先端が下方の骨に達したとしても下歯槽神経血管束への損傷はない。

三角形のスペースがある場合

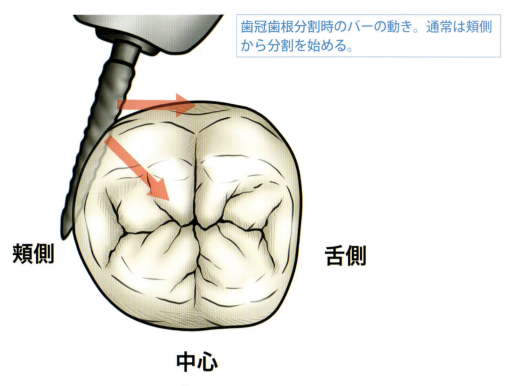

歯冠歯根分割時のバーの動き。通常は頬側から分割を始める。

頬側　　舌側

中心

図 5-15

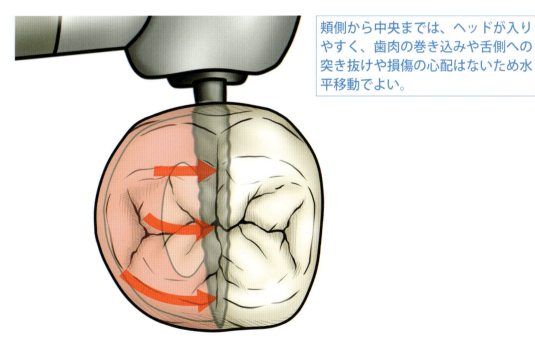

頬側から中央までは、ヘッドが入りやすく、歯肉の巻き込みや舌側への突き抜けや損傷の心配はないため水平移動でよい。

図 5-16

舌側の削除では、舌側粘膜の巻き込みや骨の干渉などで水平移動が困難である。そのため中央から舌側では、刃の根元を中心とした回転移動で削ると安全である。

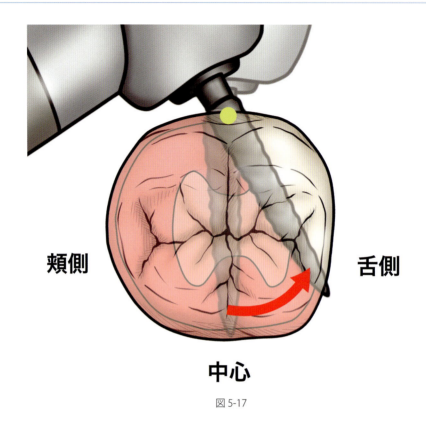

図 5-17

三角形のスペースがない場合

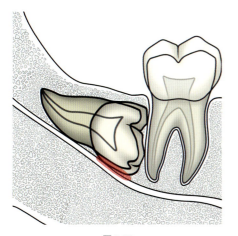

図 5-18

水平埋伏歯の埋伏状態の確認。赤部分のようにスペースがない場合。

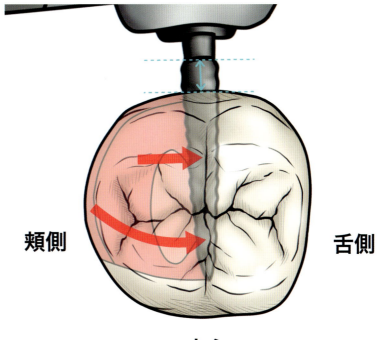

図 5-19

頬側から中央までは水平移動でよいが、深さには注意が必要で、刃の部分を僅かに残して歯質の削除を行う方が安全である。

舌側の削除では刃の根元か、やや下側を中心とした回転移動で削ると安全である。

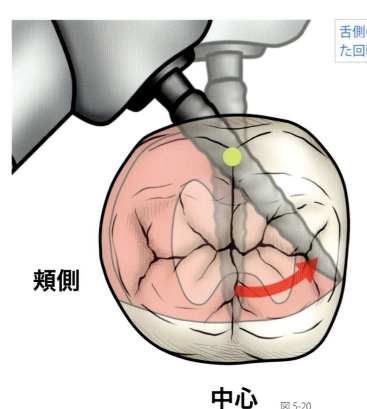

図 5-20

Point 2　舌側分割時の注意点とテクニック

　舌側は、中央から頬側半分までは特に恐怖心もなく削除できるため、平行移動でバーを中央まで移動させる。そこから舌側への切削では、平行移動をそのまま進めると舌側歯肉を巻き込む危険性も生じるため、中央を中心に、回転運動で舌側歯質を削除していく。十分な深さでバーを動かしていれば、舌側に穿孔することなく、舌側歯質を切削することができる。残った舌側上方の歯質も削りたい時は、ゼクリアバーを内向きにさらに倒して使用してもよいが、操作がしにくくなるため、除冠用のカーバイドバーのような刃の長さが短いバーを選択すると比較的安全に切削することができる（図5-21～23）。

舌側上方の残存歯質の削除のしかた

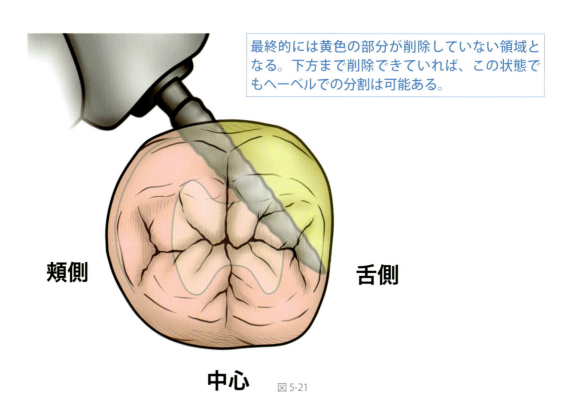

最終的には黄色の部分が削除していない領域となる。下方まで削除できていれば、この状態でもヘーベルでの分割は可能ある。

頬側　　舌側　　中心　　図5-21

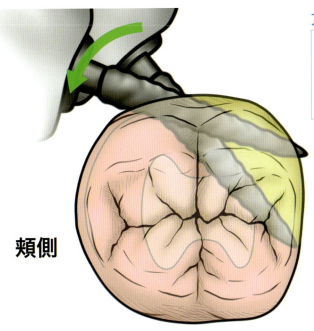

方法①
黄色の部分を削除する方法としては、さらにヘッドを横に寝せて削除する。この時は舌側への突き抜けや周囲軟組織の巻き込みに注意する。

頬側　舌側

中心　図 5-22

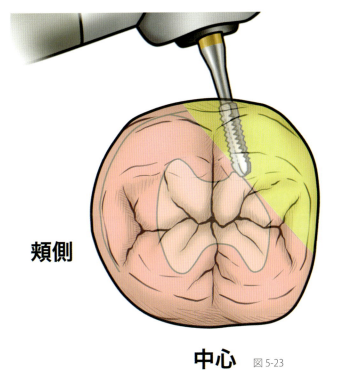

方法②
黄色の部分を削除するもう一つの方法として、刃の長さが短いバーを選択する。冠除去用のカーバイドバーなどを用いれば、ヘッドをあまり横に倒さずに、舌側への突き抜けや軟組織の巻き込みの危険性を避けながらの操作が可能である。

頬側　舌側

中心　図 5-23

2 分割ラインを適正に定めるための注意点と分割テクニック

続いて分割の方向だが、分割ラインの咬合面観での向きを考慮するとよい。初心者ほど分割ラインが舌側に行くほど近心に寄ってくることが多い（**図 5-24、25**）。この場合、たとえ分割して歯冠が除去できても、舌側の歯質が多く残り、頬側からのヘーベルに対する抵抗力が強い状況に陥ってしまう。これは前述の難抜歯で述べたように、脱臼させたい時はヘーベルを入れる部位の反対側の歯（骨）のボリュームを考慮すると述べたことと共通する状況であり、埋伏抜歯で難渋する原因の最も多い状況の一つである。頬側の歯質は残し、ヘーベルがしっかりとかけやすい状況をつくりつつ、舌側の抵抗をいかに減らすかが重要である（**図 5-26 〜 29**）。

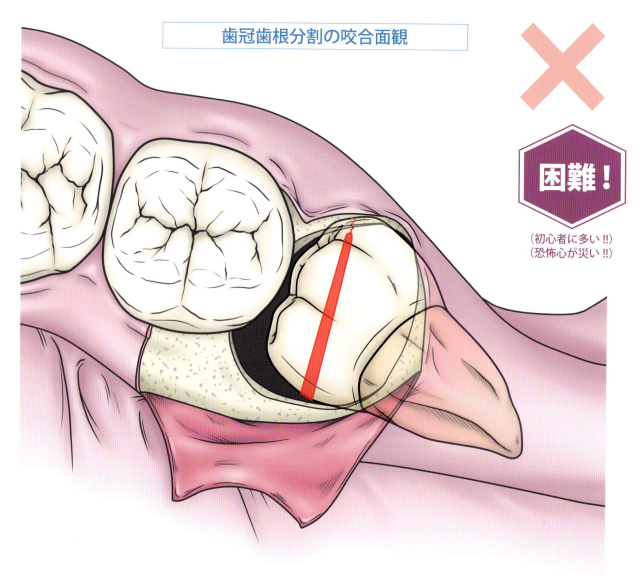

図 5-24

分割ラインが舌側に向かうほど近心に寄る場合。舌側への恐怖心が強い場合に起こりうる。

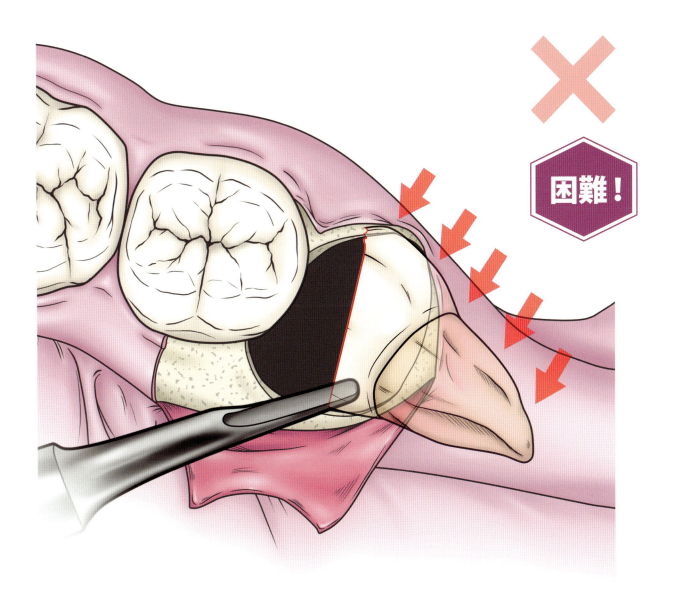

図 5-25　ヘーベルを入れる頬側の歯質は十分削除されているものの、舌側の歯質は多く残っているため、ヘーベルの力に対する抵抗が強く歯根の抜去が困難となる。

推奨テクニック

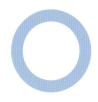

分割ラインの形成では、舌側の歯質も十分に除去できるように検討する。

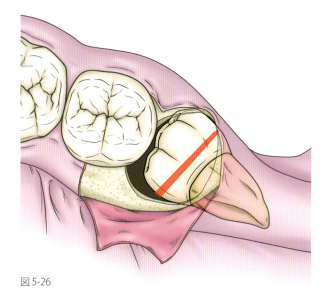

図5-26

舌側の歯質が十分除去されていれば頬側から入れたヘーベルの力に対する抵抗が少なく、歯根抜去が容易となる。

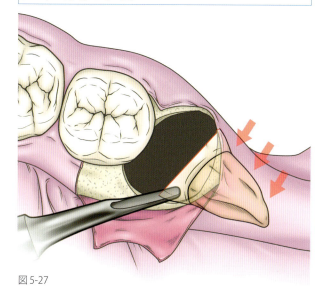

図5-27

下顎水平埋伏智歯の近心舌側傾斜では、分割ラインの方向はやや矢状方向に向けて設定する必要がある。

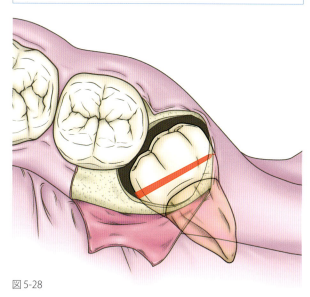

図5-28

分割ラインを適切に形成、分割することで、歯根の脱臼スペースができ、抜歯が容易となる。

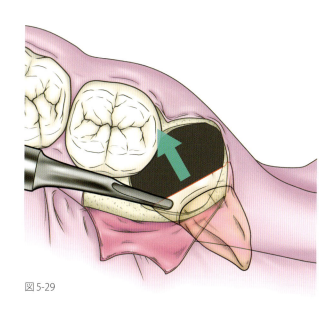

図5-29

3 遠心傾斜の歯根分割のテクニック

Point 1 遠心の歯質をなるべく多く除去し、近心歯頸部の歯質は残す

　歯冠が後方に向くような遠心傾斜は、いわゆる一般的な水平埋伏智歯とは異なる状況である。歯軸は遠心に向いているため、脱臼・抜去方向は遠心に向けるべきなので、遠心の歯質を除去する計画が必要である（**図 5-30 〜 32**）。その上では、歯冠の遠心部分をなるべく多く除去しつつ、ヘーベルをかける近心歯頸部の歯質は残すことが重要である。近心歯頸部の歯質が先に除去されてしまうと、ヘーベルをかけるところがなくなり、脱臼方向である遠心の歯質が残ることになり抜歯が困難になる。最初の分割ラインの設定が重要な術式である。

遠心傾斜歯の歯冠分割のコツ

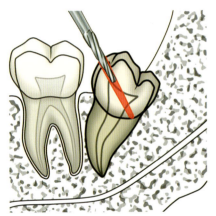

図5-30

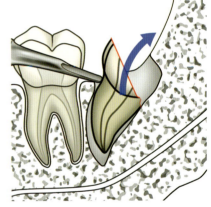

図5-31

図5-32

歯冠は遠心に向いているため、抜去方向である遠心側の歯質を落とせるような角度で分割する。なるべく遠心歯質を大きくとれば、脱臼による可動スペースも大きくなる。

ヘーベルを分割ラインに挿入して、完全分割を行う。

歯頸部にヘーベルを挿入し、遠心方向に倒すように力をかければ完全脱臼が得られる。遠心のスペースが狭い場合や根尖の彎曲が強い場合は、さらに追加分割が必要となる。

4 近心傾斜の歯冠歯根分割と抜歯テクニック

Point 2 分割ラインは遠心に向けて設定し、脱臼スペースを確保する

智歯の歯軸が近心に傾斜しており、歯冠の1部が7の歯頸部にくい込んでいて普通抜歯では抜去できない状況である。これもヘーベルが入る位置が近心頬側の歯頸部である限り、効果的な抜去方法は遠心歯質を除去して、近心の歯質を遠心へ脱臼させることである（図 5-33 ～ 35）。

通常の水平埋伏智歯のような分割ラインで歯質を除去してしまうと、近心の歯質がなくなり、遠心の歯質が残るため、ヘーベルでの脱臼操作が困難になることが予想できる（図 5-36 ～ 38）。近心傾斜で2根ある場合では、歯軸にほぼ平行で分岐部に向けた分割ラインを設定して、遠心の歯根を除去して脱臼スペースを形成することが大事である（図 5-39 ～ 41）。

分割ラインは遠心に向けて設定する

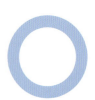

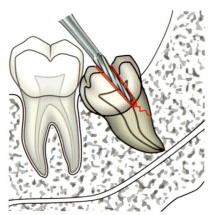
図 5-33

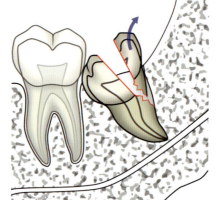
図 5-34

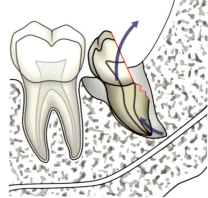
図 5-35

近心傾斜の場合。分割ラインの設定は、脱臼できるスペースを確保できるように遠心に向けた位置にする。

遠心の歯質を除去できれば、残存する歯根と近心歯冠のみとなり、遠心への脱臼スペースが生まれる。

ヘーベルを近心歯頸部にあて、遠心に向けて起こすように力をかければ脱臼操作は容易である。

近心側に設定してしまうと抜歯は困難に

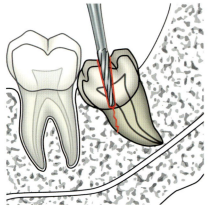

図 5-36

同じ症例の分割ラインを近心側に設定した場合。

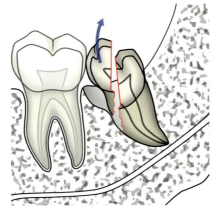

図 5-37

近心側の歯質が除去され、歯冠遠心部分と歯根が残存する。

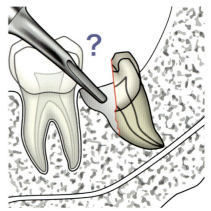

図 5-38

この場合、ヘーベルを入れる部位に歯質がなくなり脱臼操作が困難となる。例えヘーベルが挿入できても、脱臼させたい方向に歯質と骨が十分あるため抵抗が大きく脱臼が困難となる。

近心傾斜で2根ある場合の分割ラインの設定のしかた

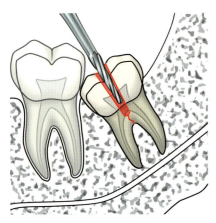

図 5-39

分割ラインは根分岐部に向けた中央に設定する。分割ラインはなるべく太く形成し、分割後の抜去のスペースを確保することが重要である。

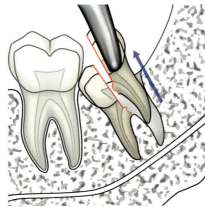

図 5-40

分割した後は、遠心根から抜去する。歯冠も健全であれば、上顎残根鉗子で抜去すると効果的である。

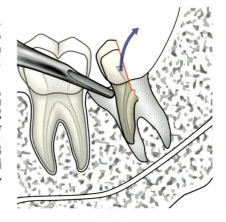

図 5-41

遠心根が抜去されれば、近心根が脱臼するスペースが十分に確保されているため、容易に近心根は抜去できる。

3. 水平埋伏智歯の歯根形態による難易度の差

1 根尖形態に応じた歯冠歯根分割と抜歯テクニック

　　埋伏智歯の根尖形態により抜歯の難易度は左右される。歯冠を除去した後に残された歯根は頬側からヘーベルの挿入で脱臼操作が行われることが多い。そして、ほとんどの場合、歯質や骨がないのは上方なので、抜去方向は上方となる。すなわち、根尖部の弯曲が上方に向いている場合は、抜去方向と同じ向きになっているため抜去は容易と考えることができる（**図 5-42 〜 44**）。

　　一方で、根尖が下向きに弯曲している場合は、脱臼方向が下向きなので、近心（下方）根が下向きの場合は骨が存在するため抜去は難しくなる（**図 5-45 〜 55**）。

　　このように根尖の弯曲により抜歯の難易度は変化するものであり、根尖部が不鮮明な時などは水平的（頬舌的）に弯曲していることもあるため、術中判断が重要となる。どんな状況であれ、ヘーベルを入れやすい部位の組織をなるべく残し、その反対側の歯質や骨を除去する原則に従って、分割操作を進めていくことで、ほとんどの抜歯は完遂することができる。

難易度㊵：歯根が両方とも上方に弯曲している場合のテクニック

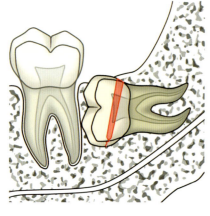

図 5-42

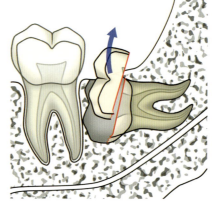

図 5-43

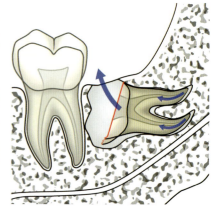

図 5-44

歯根が両方とも上方に弯曲している場合。歯冠歯根分割は上方にアンダーカットができないように、可及的に後方で行う。

ヘーベルでの完全分割を行い、歯冠を除去する。

この場合の根尖は、抜去方向と同じ向きに向いているため、容易に脱臼が可能である。

難易度㊋：歯根がお互いに向きあっている場合のテクニック

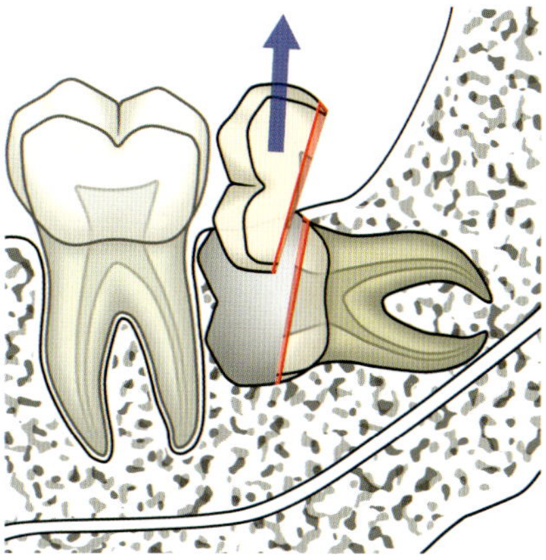

図 5-45

歯根がお互いに向きあっている場合。歯冠歯根分割は上方にアンダーカットができないように、可及的に後方で行う。

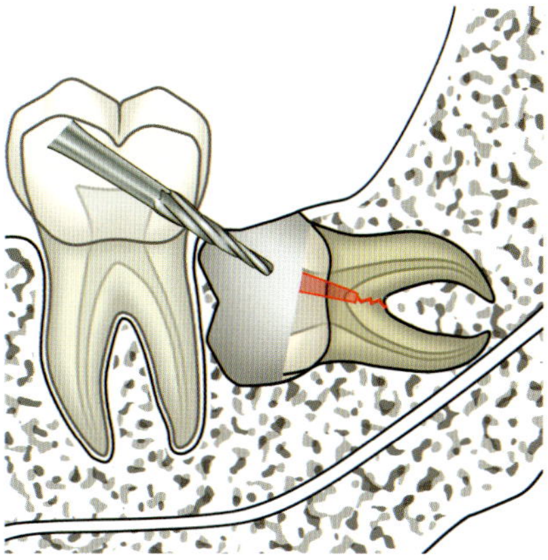

図 5-46

残存した根が最初のヘーベル操作で脱臼しない時は、根分岐部に向けて分割を行う。この際も分割ラインは手前ほど太く形成した方が良い。

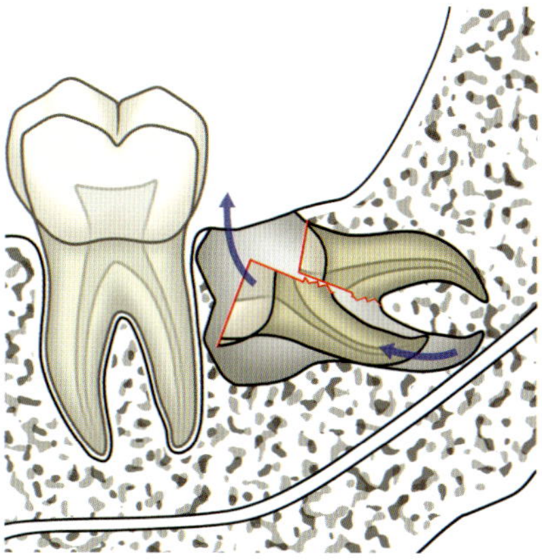

図 5-47

分割後は、根尖が上方に向いている近心根（下方の根）を先に抜去する。

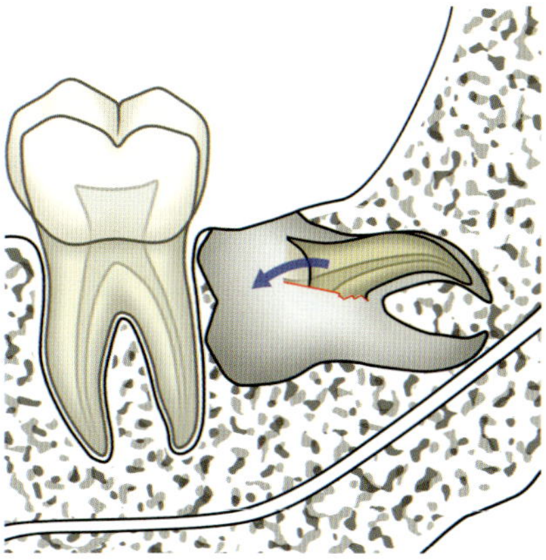

図 5-48

近心根（下方の根）が抜去されれば、根尖が下向きに弯曲している遠心根（上方の根）が抜去できるスペースが生まれる。

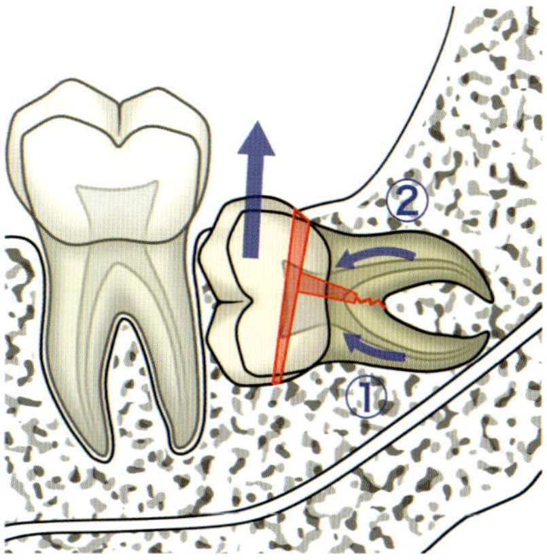

図 5-49

分割抜歯手順。

難易度 高：歯根が両方とも下向きの場合のテクニック

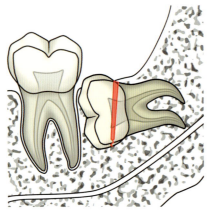

図 5-50

歯冠歯根分割は上方にアンダーカットができないように、可及的に後方で行う。

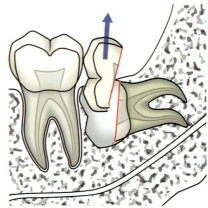

図 5-51

この場合では、なるべく歯冠歯根分割を後方で行う方が、その後の操作が楽になる。

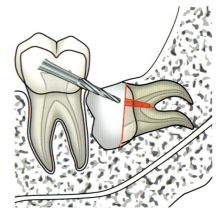

図 5-52

残存した根が最初のヘーベル操作で脱臼しない時は、根分岐部に向けて分割を行う。この際も分割ラインは手前ほど太く形成した方がよい。

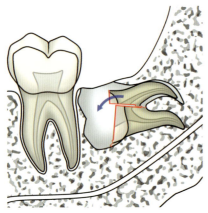

図 5-53

根尖が両方とも下向きの場合は、遠心根（上方の根）から抜去を行う。脱臼しても下方の歯質に干渉があると抜け出ないので、下方の歯質も除去しながら抜去を行う。

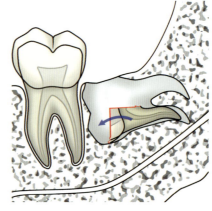

図 5-54

遠心根（上方の根）を抜去した後は、近心根（下方の根）の抜去を行う。根尖の方向が下向きの場合は、脱臼操作が難しいので、干渉部位である歯根中隔の骨を削除して抜去することが多い。

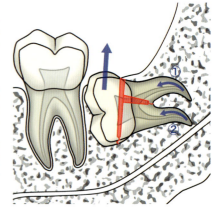

図 5-55

分割抜歯手順。下顎水平埋伏智歯の歯根形態による難易度では最も難しいものの一つである。

4. 歯胚抜歯

1 根未完成歯特有の分割と抜歯テクニック

　根未完成歯の抜歯は、20歳未満の患者が多く、完全に骨内に埋伏した状態が多い。脱臼操作はほとんど不要であるものの、歯が骨腔内で回転し、なかなか骨腔外に抜去することが難しい。もちろん、歯よりも大きく骨を開削すれば一塊として抜去できるが、年齢などから考えても顎骨はそれほど大きくないため、骨の開削にも限界がある。

　そのため、ある程度の骨開削を行った後は、分割抜歯を行うことが多く、さらに円形のものを抜去するには2分割では直径が変化しないため抜去しづらく、4分割することが効果的である。

　4分割した歯片を取り出す際には、最初の歯片を引き揚げることに手間取ることがあるため、歯片にバーで穴をあけ、その穴に探針を入れて釣り上げるように抜去することを行うこともある。最初の歯片が除去できれば、そのスペースを利用して他の歯片はスムーズに除去できることが多い（**図5-56〜64**）。

手順1　切開

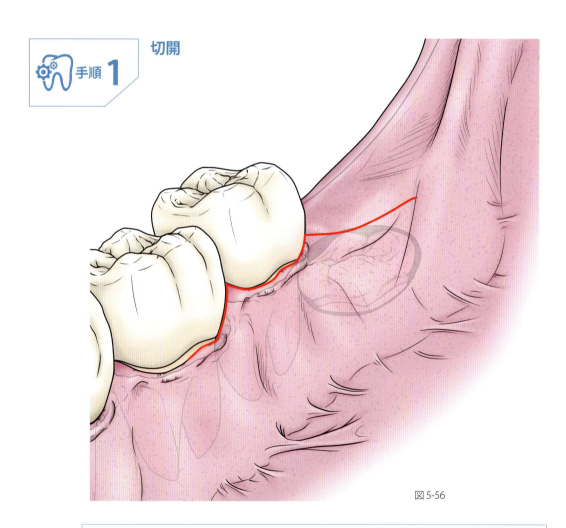

図5-56

> 歯胚が通常の下顎水平埋伏智歯よりも頰側に位置していることが多いので、遠心切開の位置は注意が必要である。

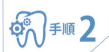

手順2 剥離翻転

粘膜骨膜弁の
剥離翻転

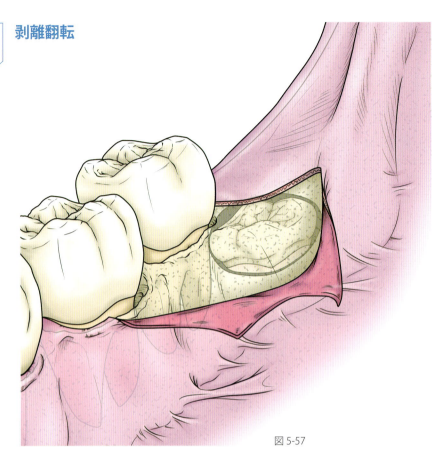

図5-57

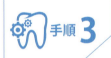

手順3 骨削除

歯冠の位置を確認しながらラウンドバーで骨削除を進める。歯胚の直径以上の骨削除を行えば、術野は大きくなり、外科的侵襲も大きくなる。歯冠の2/3程度が明示できる程度で終える。

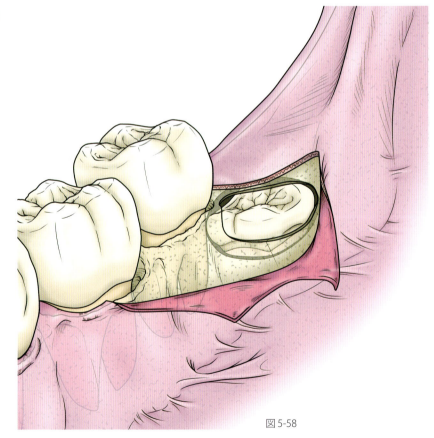

図5-58

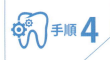

手順 4　歯冠歯根分割と抜歯

歯嚢を除去した上で、分割を行う。歯胚は容易に動揺するものの、内部で回転するだけで、一塊としての抜去は難しい。多くの場合、2〜4分割を必要とする。

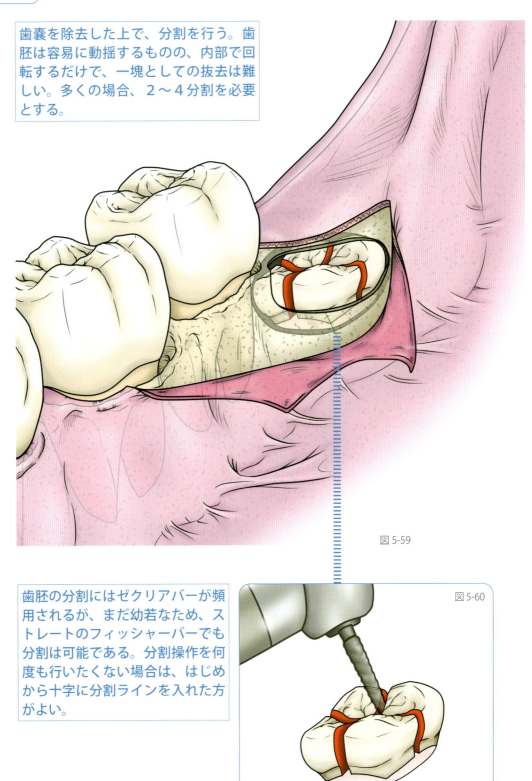

図 5-59

歯胚の分割にはゼクリアバーが頻用されるが、まだ幼若なため、ストレートのフィッシャーバーでも分割は可能である。分割操作を何度も行いたくない場合は、はじめから十字に分割ラインを入れた方がよい。

図 5-60

分割を終え、歯質が小さく分けられたとしても、内部から引き出すことが難しいことも多い。歯片を上に持ちあげたり、引っ張りあげるために、歯片の中央に孔をあける。

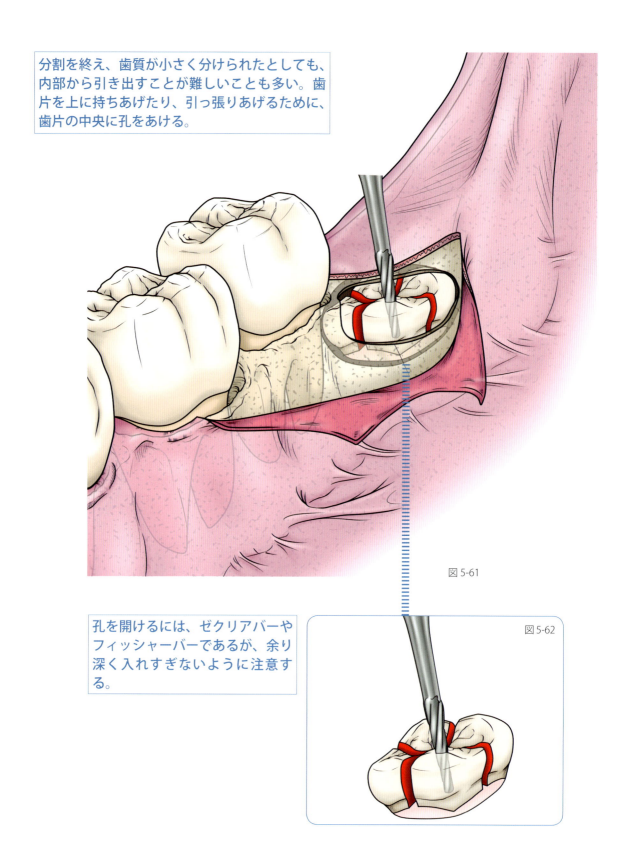

図 5-61

孔を開けるには、ゼクリアバーやフィッシャーバーであるが、余り深く入れすぎないように注意する。

図 5-62

開けた孔に探針を通し、歯片の引きあげを試みる。骨把持鉗子が入らなかったり、ピンセットでは掴みにくい時には有効である。

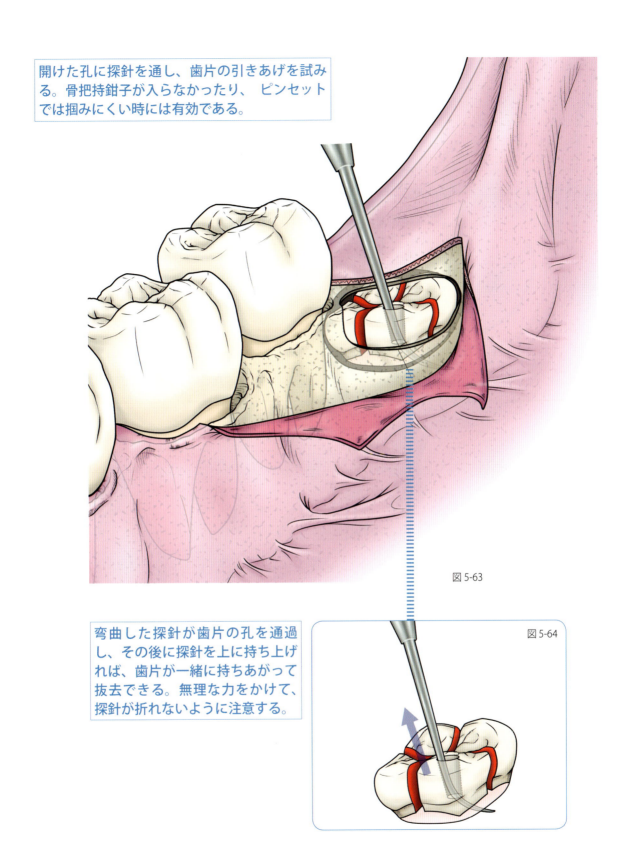

図 5-63

図 5-64

弯曲した探針が歯片の孔を通過し、その後に探針を上に持ち上げれば、歯片が一緒に持ちあがって抜去できる。無理な力をかけて、探針が折れないように注意する。

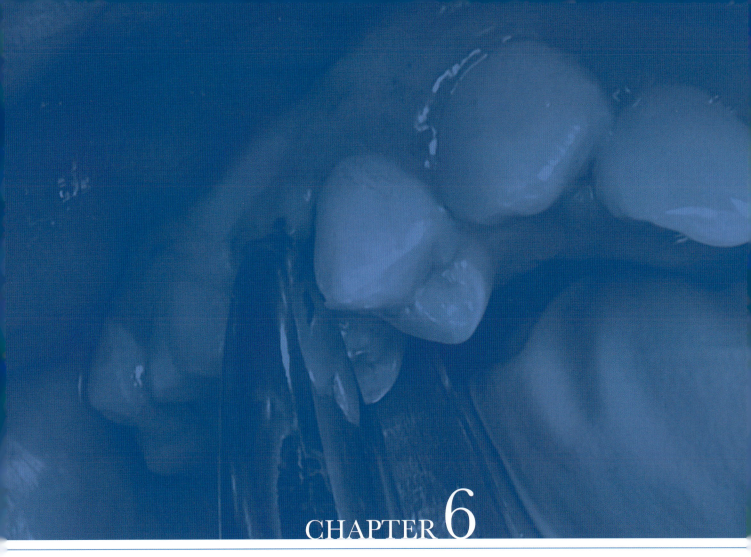

CHAPTER 6

高齢者・有病者の抜歯

1. 高齢者・有病者の特徴

1 加齢や全身疾患による影響を考慮する

　加齢に伴い歯根膜腔のスペースは徐々に縮小していく傾向にあり、高齢者ほど歯根膜腔は狭小化している（**図 6-1**）。そのため、脱臼のために挿入するヘーベルのスペースはなく、脱臼させにくいことが前提となる。よってすべての部位の抜歯において年齢的要因は大きいものである。それに加えて、高齢者は様々な既往疾患を持っていることが多く、そのような患者背景を考慮した抜歯を行えるような準備をする必要がある。

　一般的な既往症である、高血圧症、糖尿病などのそれぞれの注意点については既存の教科書で説明されているため、本章では近年話題となっている抗凝固療法患者とビスホスホネート系薬剤（BP系薬剤）や抗RANKL抗体（デノスマブ）などの骨代謝調節薬（Bone Modifying Agents: BMA）投与患者に対する抜歯の注意点について述べる。

若年者の歯根膜腔	高齢者の歯根膜腔

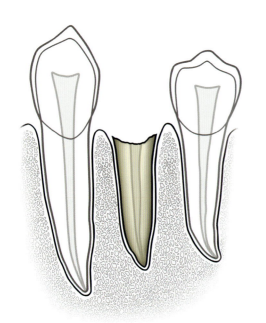 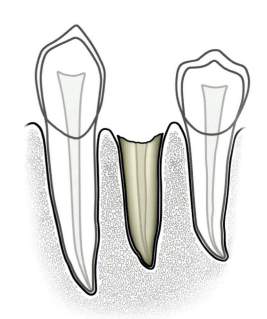

図 6-1

若年者と高齢者では、歯根膜腔のスペースに違いがあり、すべての部位で高齢者の方が抜歯は難しくなる。

2. 抗凝固療法患者への抜歯

1 術中・術後に早期に止血処置を

抗凝固療法患者といえばワルファリン内服患者が代表的であり、血栓形成を防止する目的でワルファリン（ワーファリン）を内服しており、出血傾向を有している。従来は抜歯前に休薬を行い、トロンボテスト値で30前後にコントロールして抜歯していた時期があったが、休薬による血栓形成のリスクが問題となり、現在では原則として休薬を行わずに抜歯を行うことが推奨されている。

出血傾向の基準としては、モニタリング値として国際的な指標であるPT-INRが用いられ、PT-INRが3以下であれば休薬やヘパリン置換を行わずに局所止血のみで対応することとなる。また、近年ではワルファリンに変わる新たな抗凝固薬である**直接経口抗凝固薬（Direct Oral Anticoagulants：DOAC）**が広まりつつあるが（**図6-2**）、ワルファリンでのPT-INRのようなモニタリング値がなく、半減期が短いことで継続投与のまま抜歯を行う状況が増えつつある。すなわち、術中および術後早期に局所止血を行った抜歯処置が必要であり、侵襲性の高い抜歯手技は回避すべき状況にある。

経口抗凝固薬

一般名	商品面
ワルファリンカリウム	ワーファリン

直接経口抗凝固薬（DOAC）

一般名	商品面
ダビガトランエテキシラート	プラザキサ
エドキサバントシル酸塩水和物	リクシアナ
リバーロキサバン	イグザレルト
アピキサバン	エリキュース

図 6-2

2 止血処置を伴う抜歯テクニック

　局所止血の基本は圧迫であり、抜歯による出血部位のほとんどは抜歯窩であるため、抜歯窩内部の圧迫を十分に行うようにする。また、それ以外の出血部位としては周囲歯肉であり、炎症を伴う場合での抜歯では、持続的な微小出血を認めることも多い。これらの状況を考慮した止血処置を伴う抜歯手技としては、抜歯窩内部に止血剤を入れつつ、周囲歯肉を圧迫するような縫合を行うことである。縫合については、周囲歯肉に縫合糸による圧迫を加える方法の一つとして、近遠心、頰舌方向の歯間乳頭を寄せつつ、垂直的にも圧迫できる縫合が有効である（**図6-3〜6**）。この縫合を行うだけでも周囲歯肉の止血効果は高いが、さらに抜歯窩内部に止血剤を入れることで、さらなる局所止血が図られる（**図6-7〜9**）。止血剤の種類は様々だが、生体内で吸収し、水分を吸うことにより体積を増大させることで圧迫効果が発揮されるゼラチン（スポンゼル®）や抜歯窩に挿入し形態安定性が高いアテロコラーゲン（テルプラグ®）が使用しやすい。

止血処置を伴う抜歯テクニック①：周囲歯肉に縫合糸による圧迫を加える方法

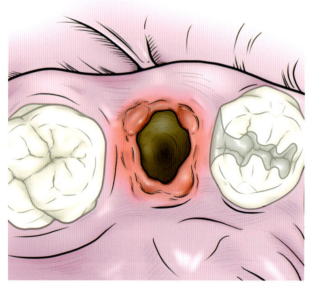

図6-3

図6-4

残根抜歯などの抜歯窩の咬合面。辺縁歯肉は炎症を認めることが多く、抜歯窩からのみならず、歯肉辺縁からの微小出血が持続することもある。

運針は、①（③）から②（④）にかけては一度抜歯窩から出して、縫合針を持ち替えてしっかりと歯肉を掴んだ方が確実である。特に歯肉辺縁からの出血を認める時は、それぞれの刺入点の位置をできるだけ歯根側に設定して、歯肉辺縁に縫合糸の力が加わるようにした方がよい。

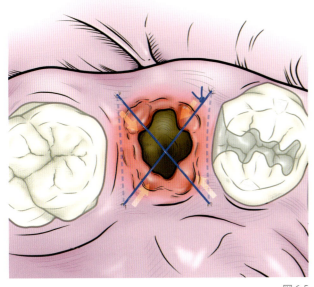

図6-5

最後に①と④の部分を結紮して縫合を終了する。1本の縫合糸で歯肉辺縁の頬舌的な圧迫がかけられ、抜糸も容易である。

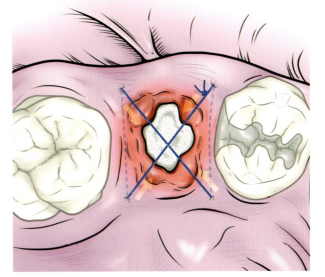

図6-6

抜歯窩に止血剤やアテロコラーゲン材料を填入した場合。挿入物の抜歯窩からの逸脱を予防でき、さらに抜歯窩上面から垂直的に圧迫できる。

止血処置を伴う抜歯テクニック②：抜歯窩内部に止血剤を入れるとさらに効果的

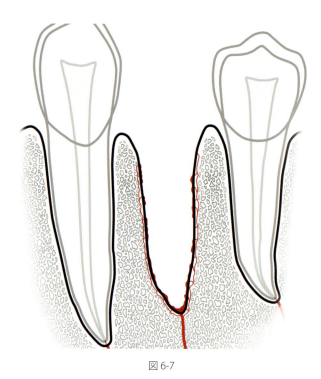

図 6-7

抜歯後の状態

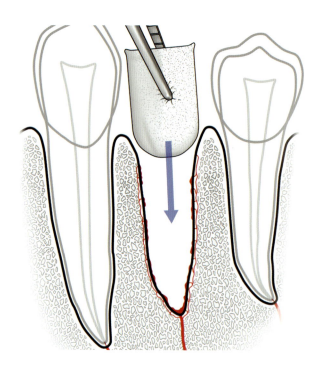

図 6-8

抜歯窩に適した大きさにした止血剤を填入。

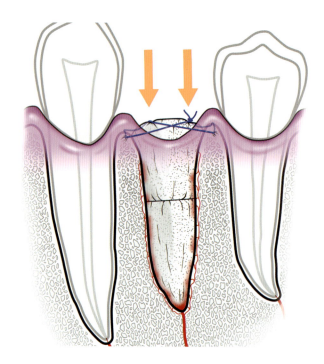

図 6-9

抜歯窩に填塞した止血剤は放置すると口腔内に逸脱してくることがあるので、歯肉縁を縫合しつつ、上方から下方に抑えるように縫合するとよい。

3 術後出血への配慮事項

出血傾向のある患者での抜歯では術後出血への配慮として、下記に関する注意が必要である。

① 術中止血の不徹底

軽度の持続的出血があるにも関わらず、ガーゼを咬ませた状態で終了する時に生じやすい。不良肉芽の残存、縫合の不徹底、不適切な止血処置によることが多い。

② 患者説明の誤りや不足

手術終了時にはガーゼを圧迫（咬む）することを指示するが、圧迫が効かない状態であれば、ガーゼの毛細管現象によって、より出血しやすくなる。創部に垂直的な圧迫が加わるようにガーゼの配置と量を考慮する（**図6-10、11**）。また、頻回の含嗽や吐唾も不適切で、術後の注意説明を徹底する必要がある。

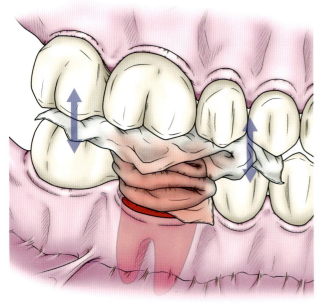

図6-10

図6-11

ガーゼを咬んでも、抜歯窩への垂直的な圧迫が加わらない場合。ガーゼによる毛細管現象により、抜歯窩からの血液を吸い込んでしまい、止血がはかられない。

抜歯部位に対する圧迫はガーゼを抜歯部位の大きさに折りたたみ、抜歯窩上部から垂直的に十分な圧迫が加わるように咬む。

③ **術後出血での再来患者への対応**

　術後出血で再来した患者には、再出血予防のため一つの方法で終わらせることなく、二重、三重の止血法を併用すべきである。ガーゼによる圧迫を与えなくても一定時間出血しないことを確認させ帰宅させるべきであり、その確認ができなければ入院管理も検討すべきである（**図 6-12**）。

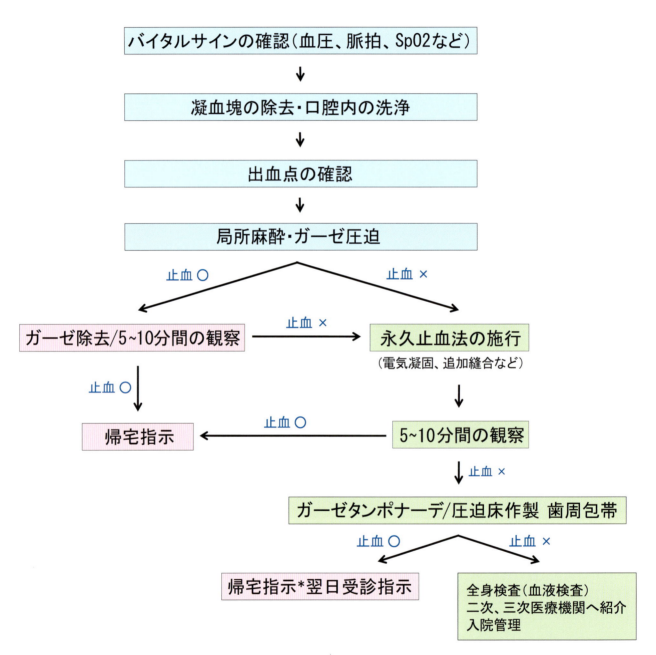

図 6-12

④ ガーゼタンポナーデ法による対応

　抜歯後出血による対応として最後の手段となるのが、ガーゼタンポナーデ法となる（**図6-13〜16**）。抗菌薬含有軟膏を塗布したガーゼを抜歯窩に敷き詰めるように填入し、上方を縫合して終了するやり方であり、止血が完了した数日後にガーゼを除去する。ガーゼ除去時に出血を認めれば、再度圧迫をするものの、ほとんどの場合出血点は器質化しており、難渋するような出血は認めないことが多い。

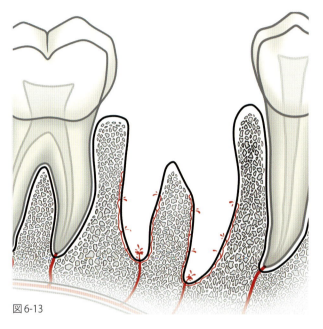

図6-13

下顎大臼歯の抜歯窩の状態

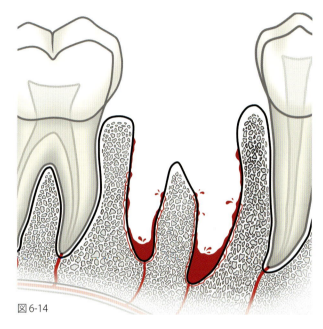

図6-14

通常の圧迫では止血ができず、抜歯窩からわきあがるような出血を認める。

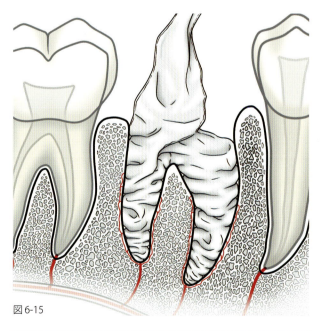

図6-15

抗生剤塗布軟膏ガーゼを抜歯窩に敷き詰めるように、根尖部から歯冠側に向かって填入する。

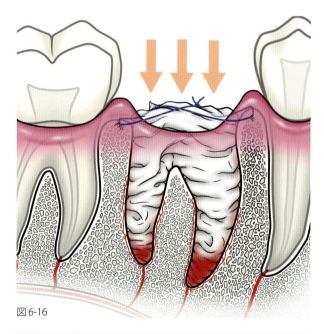

図6-16

軟膏ガーゼも放置すれば、上方の部分が逸脱してくるので、周囲歯肉を縫合し、上面から抑えるようにした方がよい。

3. BMA 患者への抜歯

1 抜歯は顎骨壊死を発症させる危険性大

2003年にビスホスホネート（以下BP）製剤による顎骨壊死としてBRONJ(Bisphosphonate Related Osteonecrosis of Jaw)が報告されてから、骨粗鬆症治療薬であるBP製剤に加えて抗RANKL抗体、血管新生阻害剤などの薬剤による顎骨壊死としてMRONJ（Medicine Related of the Jaw）との名称変更がなされ、これまでに3度のポジションペーパーの改変がなされてきた。

2016年のポジションペーパーでは骨吸収抑制薬関連顎骨壊死としてARONJ（Anti-resorptive agents Related of the Jaw）とも称され、薬剤関連顎骨壊死に対する関心は高い。しかしながら、これらの骨代謝調節薬（Bone Modifying Agents: BMA）投与患者の中でも、顎骨壊死の発症率は低く、その発生原因や病態についても不明な点が多いため、ガイドラインのような診療の指針となるものではなく、あくまでも公式見解のような立場のものしかないのが現状である。

しかしながら、これまでの報告にもあるように、顎骨壊死を発症する契機となる治療で最も多いのが抜歯であることは報告されているものの、抜歯の手技的なことに言及されているものは少ない。2016年のポジションペーパーでは、非侵襲的な歯科治療に努めるものの、抜歯を行う必要がある場合は、下記の点に留意することと述べられている(**図6-17**)。

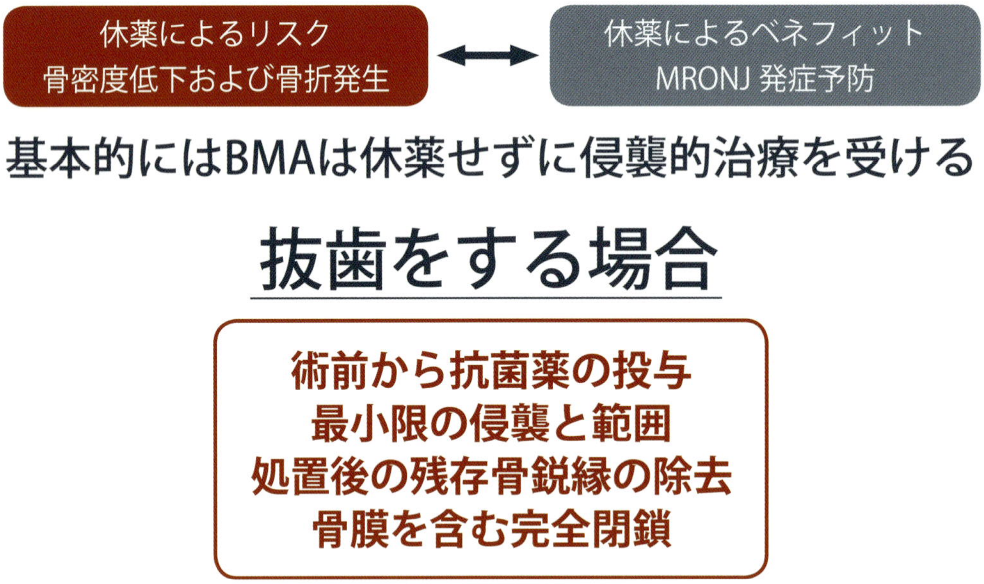

| 休薬によるリスク
骨密度低下および骨折発生 | ⇔ | 休薬によるベネフィット
MRONJ 発症予防 |

基本的にはBMAは休薬せずに侵襲的治療を受ける

抜歯をする場合

- 術前から抗菌薬の投与
- 最小限の侵襲と範囲
- 処置後の残存骨鋭縁の除去
- 骨膜を含む完全閉鎖

図6-17

骨吸収抑制薬関連顎骨壊死の病態と管理：
顎骨壊死検討委員会ポジションペーパー 2016 より引用

2 BMA服用患者への抜歯テクニック

図6-17の要点をまとめてみると、感染をコントロールしつつ、骨露出を防ぎ、抜歯後の骨リモデリングを最小限にすることとなる。抜歯の際には残存する周囲骨への損傷を最小限にするためには、難抜歯の際の対応としては周囲骨を削るのではなく、分割抜歯を選択することを意味している。

また、抜歯窩の骨が外界と触れないようにするために完全閉鎖を推奨していることから、粘膜骨膜弁を形成し、減張切開による抜歯窩閉鎖を行うことを意味するが、この手技は慢性炎症を伴う組織では難しく、日頃から口腔外科診療を行っていない歯科医が行うことは難しいと考える（図6-18～22）。

この操作を簡便にする方法としては、根面被覆の処置を行い、抜歯する歯を事前に残根状態にして、抜歯後の閉鎖面積を減じるやり方が有効と考える（図6-23～27）。これらの手技は、インプラントを前提としたソケットプリザベーションを考慮した抜歯と通じる手技と考えられる。

難易度㊤：抜歯窩の骨が外界と触れないよう完全閉鎖する方法

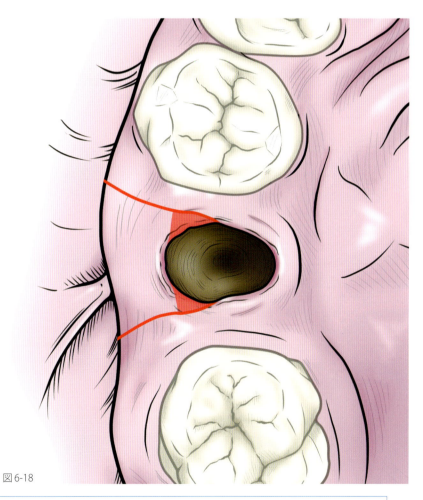

図6-18

抜歯窩閉鎖のための切開線。赤い部分は、閉鎖時に余剰となるため、予め切除しておき、舌側（口蓋側）の歯肉縁も僅かに切除して新鮮面を出しておく方がよい。

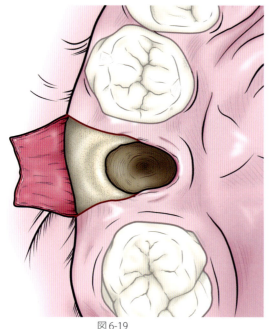

図6-19

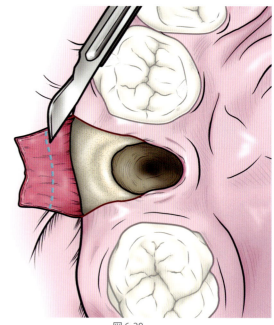

図6-20

全層弁を形成するため骨膜を骨面から剥離して粘膜骨膜弁を形成する。根尖側は歯肉頬移行部までとし、閉鎖するための可動性を考慮した範囲にする。

減張切開の位置は骨膜が確認できる範囲で、なるべく根尖側に設定するようにする。骨膜の切離には、No.15メス刃の腹の部分で、骨膜のみを切離するようにする。

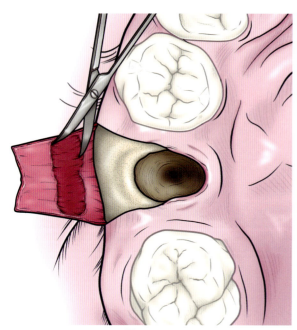

図6-21

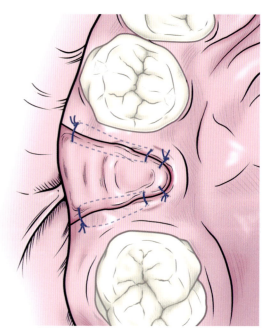

図6-22

メス刃で骨膜を切離したところは、自然と緊張がなくなり、切離された部分は広がる。その広がった部分を剥離子やハサミでさらに幅を広げることで十分な減張を図る。

テンションフリーで閉鎖できることを確認した上で縫合、閉鎖する。

> **推奨** 抜歯前に残根状態にし、抜歯後の閉鎖面積を減じる方法

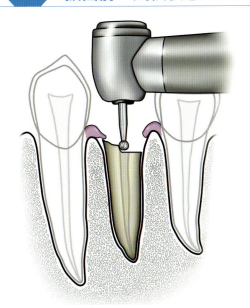

図 6-23

歯冠を落とし、根面の状態にした上でラウンドバーを用いて、歯肉縁下まで根面が下がるように歯質を削除する。

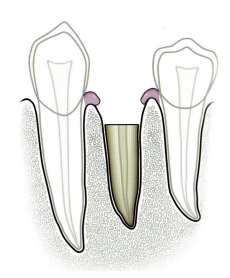

図 6-24

歯肉縁下までの削合は 2、3mm の深さまで行うことが望ましいが、その後の抜歯では視野が取りにくくなるため、深すぎないように注意する。

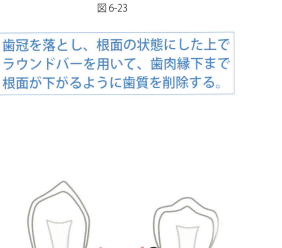

図 6-25

根面削除後には、根面を被覆するように周囲歯肉からの増生が認められる。小臼歯や大臼歯によって面積が異なるが、処置後 2〜4 週で効果が得られることが多い。

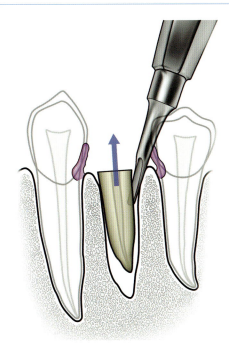

図 6-26

被覆後の抜歯は、粘膜下埋伏抜歯となるため、抜歯は難抜歯となる。手技については、難抜歯の CHAPTER 5 を参照。

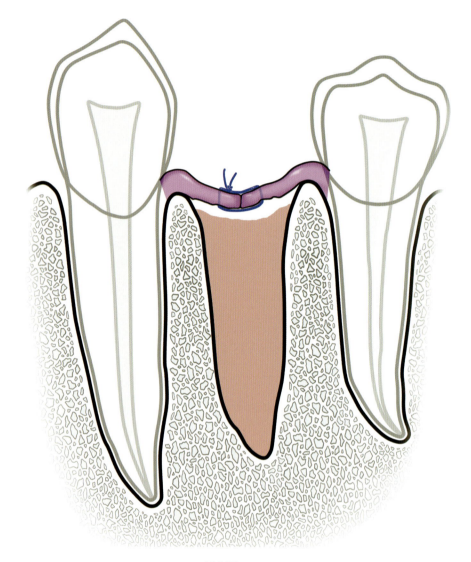

図 6-27

増生した歯肉によって、軟組織による閉鎖は容易となる。減張切開を必要とする場合でも、減張する量は少なくなる。

【参考図書】

1) 骨吸収抑制薬関連顎骨壊死の病態と管理：顎骨壊死検討委員会ポジションペーパー . 2016
2) 柴原孝彦、岸本裕充、矢郷　香、野村武史 . 薬剤・ビスホスホネート関連顎骨壊死　MRONJ/BRONJ. クインテッセンス出版 . 2016
3) 山内健介、髙橋　哲 . ソケットプリザベーション . 歯槽堤温存を考慮した抜歯術 . 第一歯科出版 . 2014

口腔外科医がイラストで語る　難抜歯　攻略テクニック
―リスク回避のマネージメント―

2019 年　7 月 29 日　第 1 版第 1 刷発行
2020 年 12 月 15 日　第 1 版第 3 刷発行

著　　　　　　　　山内健介・小山慶介
発行人　　　　　　畑 めぐみ
装丁・本文デザイン　野辺隆一郎
発行所　　　　　　インターアクション株式会社
　　　　　　　　　東京都武蔵野市境南町 2-13-1-202
　　　　　　　　　電話　070-6563-4151
　　　　　　　　　FAX　042-290-2927
　　　　　　　　　web　http://interaction.jp
印刷・製本　　　　シナノ印刷株式会社

ⓒ 2019　インターアクション株式会社　　　　禁無断転載・複写
Printed in Japan　　　　　　　　　　　落丁本・乱調本はお取り替えします
ISBN 978-4-909066-18-3 C3047
定価は表紙に表示しています